Dr COUTISSON

LE PETIT FORMULAIRE A L'USAGE DES MÉDECINS PRATICIENS

PARIS
LIBRAIRIE SAVY
1882

LE

PETIT FORMULAIRE

CHOIX DE FORMULES NOUVELLES

COUTISSON

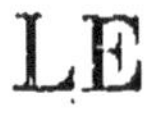

LE PETIT FORMULAIRE

RECUEIL DE FORMULES
PUBLIÉES PAR LA PRESSE MÉDICA
FRANÇAISE ET ÉTRANGÈRE.

Journal de médecine et de Chirurgie pratique; Courrier médical, Revue de thérapeutique médico chirurgicale, Bulletin de thérapeutique, Union médicale, Médecin praticien, Paris médical, Journal de thérapeutique, Concours médical. Union pharmaceutique, Moniteur de thérapeutique, The Lancet, New-York medical record, British medical journal, Centralblatt für chirurgie, France médicale, etc., Progrès médical, Revue de thérapeutique médico-chirurgicale des maladies des femmes.

PAR

Le Docteur **COUTISSON**

Ex-interne de l'hôpital de Versailles

PARIS
LIBRAIRIE SAVY
77, BOULEVARD SAINT-GERMAIN

1882

PRÉFACE

En publiant le petit formulaire, mon idée n'est pas d'essayer de remplacer les ouvrages de Jeannel, Bouchardat, Bouchut, et Gallois. Le but proposé a été de faire un recueil des meilleures formules ayant paru dans les journaux français et étrangers depuis 1878 jusqu'à ce jour, et publiées sous les noms de nos célébrités médicales. Je remercie les rédacteurs de la presse médicale, qui, par l'ordre et le bon choix existant dans leur memento thérapeutique, m'ont fourni de précieux documents. Par son format, par la méthode employée, le petit formulaire est un ouvrage facile à consulter: les maladies sont rangées par ordre alphabétique, et d'après l'importance de chacune, on y trouve une ou plusieurs formules; un ou plusieurs traitements. — Je crois inutile de dire que dans ce genre de publications, il est difficile de faire un ouvrage complet, mais, je me suis efforcé de traiter les maladies les plus fréquentes et de publier les formules m'ayant jusqu'à ce jour donné de bons résultats.

Je m'adresse donc plein de confiance au public médical, persuadé d'avance qu'il accueillera avec sympathie ce petit ouvrage et qu'il encouragera l'auteur.

Bourganeuf septembre 1881.

D. COUTISSON

LE

PETIT FORMULAIRE

CHOIX DE FORMULES NOUVELLES

ACNÉ.

TRAITEMENT DE L'ACNÉ DE LA FACE (Lailler).

Étendre tous les soirs avant de se coucher, avec un pinceau, une couche de la préparation suivante sur les parties malades :

Eau..................	100	grammes.
Alcool camphré....	30	—
Soufre lavé........	15	—
Glycérine	10	—

Le lendemain matin, on enlève cette couche en se lavant et on recommence le soir.

Quand le soufre ne réussit pas dans le traitement de l'acné, on peut avoir recours au savon noir. On l'emploie ainsi : pendant quatre jours, frictions avec le savon, le soir avant de se coucher; repos pendant quatre jours, puis on fait une nouvelle application de savon et on continue ainsi jusqu'à ce que le malade soit amélioré ou guéri. Il est important parfois de soigner l'état général. On peut prescrire des ferrugineux et du goudron d'après les formules suivantes :

Tartrate ferrico-potassique.	15 grammes.
Aloès	50 centigr.

Cent pilules. Deux à chaque repas.

Pour avoir du goudron de bonne qualité, on prépare le mélange suivant :

Goudron de Norwège ...	20 grammes.
Sciure de bois de sapin.	60 —

On agite et on mêle. Pour avoir de l'eau de goudron, il suffira de dissoudre une cuillerée à bouche de ce composé dans un litre d'eau que le malade boira aux repas, et avec laquelle il coupera son vin.

POUDRE CONTRE L'ACNÉ (Parsons).

Soufre précipité...	30 grammes.
Essence de roses.	q. s.

Mêlez. — Tous les soirs on étale cette poudre sur la face, au moyen d'une houppe de toilette.

Traitement d'une acné indurée et congestive de la face (A. Hardy).

1° Sulfure de potassium.	5	grammes.
Teinture de benjoin...	2	—
Eau distillée.........	300	—

Mettre, de cette liqueur, une cuillerée à café, dans un verre d'eau tiède pour laver, matin et soir, les parties atteintes.

2° Bicarbonate de soude, 20 grammes en 20 paquets :

Prendre un paquet, dans un quart de verre d'eau, au commencement des deux principaux repas.

Traitement de l'acné pilaris arthritique (Ernest Besnier).

1° Prendre chaque jour deux cuillerées à bouche du sirop suivant :

Bicarbonate de soude..	10	grammes.
Sirop de saponaire....	300	—

Chaque cuillerée servira à édulcorer une demi-tasse d'infusion de pensée sauvage.

2° Prendre trois bains par semaine, additionné chacun de 150 grammes de carbonate de soude.

3° Porter pendant la nuit une calotte de caoutchouc.

4° Régime sobre, dont sera exclu le poisson de mer; ni café, ni liqueurs, ni boissons acides.

SAVONS MÉDICAMENTEUX EMPLOYÉS CONTRE L'ACNÉ (Dauvergne).

Poudre de savon.......	100 grammes.
Sulfate de fer pulvérisé.	5 —

Mêlez exactement. — Faire des applications chaque soir pour que le malade les garde toute la nuit et ne les enlève que le matin avec des lavages alcalins.

Dans les cas rebelles, M. Dauvergne emploie le sulfate de cuivre à la dose de 3 grammes pour la même quantité de poudre de savon; il utilise aussi dans les mêmes affections le composé suivant :

Glycérine pure..........	50 grammes.
Sublimé corrosif.......	1 —
Essence de géranium...	10 gouttes.

Le traitement général consiste dans la privation de boissons alcooliques et échauffantes, dans un régime frugal et herbacé, dans l'usage de beaucoup de petit lait, enfin des purgatifs répétés.

MALADIE D'ADDISON.

TRAITEMENT DE LA MALADIE D'ADDISON (Potain).

Dans la maladie d'Addison, de même que dans toute affection cachectique, nous devons reconnaître la pauvreté des moyens thérapeutiques; rien de spécial n'est connu, et la seule médication logique à laquelle on doive avoir recours est celle des symptômes, des indications fournies par l'état du malade. Comme chez le plus grand nombre d'entre eux la nutrition est défectueuse, nous ordonnons l'huile de foie de morue, qui réussit bien quand elle est bien tolérée par les voies digestives, car la grosse difficulté réside dans l'intolérance de l'estomac et l'impressionnabilité du système nerveux.

Il faut donc s'occuper tout d'abord de l'estomac, selon les troubles qu'il présente, ainsi que du système nerveux, en consultant son état de dépression ou d'excitation. Dans le premier cas, on aura recours aux excitations périphériques, aux frictions, aux affusions d'eau froide, que l'on mesurera à la réaction consécutive, car rien n'est plus progressivement dangereux qu'une hydrothérapie mal faite. Dans le cas d'excitation, au contraire, on emploiera le bromure de potassium sans trop compter sur cet agent, qui est mal toléré ; on ordonnera l'iodure de potassium, dont les résultats sont assez médiocres et qui n'est toléré qu'à petites doses.

ADÉNITE.

POMMADE FONDANTE (N. Gueneau de Mussy).

Chlorhydrate d'ammoniaque...	5	grammes.
Camphre........................	2	—
Axonge........................	30	—

ADÉNITE STRUMEUSE DES ENFANTS

Emplâtre de ciguë (cet emplâtre peut se faire simplement en étendant sur une peau une masse emplastique composée d'une partie de cire blanche, deux parties de résine et neuf parties d'extrait alcoolique de ciguë.)

POMMADE CONTRE L'ADÉNITE DE L'ANGINE DIPHTÉRITIQUE (Bouchut).

M. Bouchut recommande d'appliquer l'une des deux pommades suivantes :

Iodure de plomb....	1	gramme.
Extrait de belladone.	1	—
Axonge.............	60	—

Gros comme une noisette toutes les heures, ou bien encore :

Onguent mercuriel..	10	grammes.
Extrait de belladone.	1	—
Axonge	60	—

Après avoir mis la pommade, on entoure le cou avec une cravate de laine. Si la tumeur augmente et rougit, on appliquera des cataplasmes de farine de lin huilée, de mie de pain dans du lait, d'amidon et d'huile d'amandes douces, tout en ayant soin, chaque jour, d'examiner la tumeur avec soin, de la palper avec attention pour découvrir les premiers signes de fluctuation qui pourraient se montrer et ouvrir l'abcès le plus tôt possible.

TRAITEMENT DES ADÉNITES STRUMEUSES SUPPURÉES.

Pour les ouvrir, il faut faire une double ponction et passer un fil d'argent en guise de séton, pour permettre au foyer de se vider, et par-dessus on met pendant trois ou quatre jours des cataplasmes tièdes arrosés d'eau phéniquée au 100°. Terrier et avec lui quelques chirurgiens font l'ouverture à l'aide du thermo-cautère, au moyen de plusieurs piqûres par la pointe fixe, mais beaucoup préfèrent le séton.

AFFECTIONS DENTAIRES.

MIXTURE CONTRE LA PULPITE (Magitot).

Chloroforme	2 grammes.
Laudanum de sydenham.	2 —
Créosote pure...........	1 —
Acide thymique........	50 centigr.
Teinture de benjoin saturée à chaud........	8 gr. M. s. a

MIXTURE CONTRE LA PULPO-PÉRIOSTITE.

Laudanum de Rousseau...	2 grammes.
Chloroforme..............	1 —
Créosote	50 centigr.
Teinture de benjoin saturée à chaud...........	8 grammes.

AFFECTIONS DENTAIRES.

COLLUTOIRE BROMURÉ CALMANT (Payraud).

Bromure de potassium.	2 à 3 grammes.
Miel	15 à 20 —
Eau..................	q. s.

On dissout le bromure dans une petite quantité d'eau ; on ajoute le miel, on évapore en consistance épaisse, puis on additionne d'alcool, pour assurer la conservation du produit.

Ce collutoire s'emploie dans le cas de dentition pénible et irrégulière chez les enfants. Frictionner les gencives trois ou quatre fois par jour.

ALBUMINURIE.

Nitrate de potasse..........	4 à 8	grammes
Alcool nitrique............	3 à 4	—
Sucre pulvérisé............	50	—
Emulsion d'amandes douces.	300	—

Cette mixture est conseillée à la dose de deux cuillerées à bouche, toutes les deux heures, aux personnes atteintes de maladie de Bright. Quand l'affection est récente et aiguë, on commence le traitement par des émissions sanguines.

Le Dr Selty a publié plusieurs observations d'albuminurie dans lesquelles l'emploi de la fuchsine a déterminé la disparition de l'albumine renfermée dans les urines ; — il l'administre à la dose de 15 à 20 centigr. dans un cachet Limousin — il continue cette dose pendant une huitaine de jours et suspend le traitement pendant quelques jours : l'effet diurétique de la fuchsine se continuant quelque temps après qu'on a cessé de l'administrer.

Alcoolisme chronique.

Teinture de perchlorure de fer.	60 centigr.
Teinture de noix vomique......	40 —
Teinture de capsicum..........	20 à 40 c.
Inf. de gentiane...............	125 gr.

Mêlez. — A donner par cuillerées dans les 24 heures pour calmer la soif et calmer le tremblement des personnes atteintes d'alcoolisme chronique — donner du bromure de potassium pendant la nuit, s'il y a insomnie. Prises de sous-nitrate de bismuth associé à de la gomme adragante s'il existe du dérangement de l'estomac.

ALIÉNATION MENTALE

Traitement de certaines formes de l'aliénation mentale par l'hyosciamine (Gray).

Le Dr Gray, de New-York, a réussi à calmer les délires les plus intenses par l'hyosciamine, là où tous les moyens avaient échoué, et il est parvenu à endormir les aliénés furieux. Ce médicament, administré par la méthode hypodermique, a de plus l'avantage, d'après l'auteur, d'être inoffensif. Dans quelques cas de manie tout à fait furieuse, il associe l'hyosciamine à d'autres médicaments; il emploie surtout la formule suivante :

Extrait de noix vomique..	ãã 40 centigr.
Morphine...............	
Pipérine.................	50 centigr.
Hyosciamine............	15 —

Pour 30 pilules.

Prendre 2 pilules dans le jour et 1 dans la nuit.

Les doses d'hyosciamine peuvent varier de 1 milligr. à 2 centigr. Quelques malades en supportent des doses très élevées; mais, si après quelques jours de son emploi on n'obtient aucun résultat bien évident, il faut, chez ces mêmes malades, recourir à une autre médication, soit par le chloral, soit par les bromures, soit par la ciguë.

Dans les cas où la pléthore accompagne l'agitation maniaque, le Dr Gray s'est bien trouvé de l'emploi simultané des lavements de bromure et des injections hypodermiques d'hyosciamine.

Dans d'autres cas, il administre alternativement le bromure et l'hyosciamine à l'intérieur, réservant plus particulièrement l'association des deux médicaments pour les malades où la manie s'accompagne d'épilepsie.

Les injections hypodermiques lui ont paru

aussi très utiles dans les paroxysmes de la folie chronique, chez les sujets qui se trouvent sous l'empire d'hallucinations.

L'hyosciamine ne doit pas être donnée pendant longtemps. Une, deux, trois doses pendant le jour, et une pendant la nuit, ne doivent être continuées que pendant trois ou quatre jours seulement. On la reprend ensuite d'une manière intermittente. M. Gray n'a jamais eu d'accident à déplorer. Il a employé aussi avec succès ce même médicament contre l'hystérie et la chorée.

AMÉNORRHÉE.

Traitement de l'aménorrhée (Chéron).

Trois indications spéciales se présentent :

1° Faire cesser l'irritation périphérique si elle existe encore.

2° Produire la déplétion de l'appareil utéro-ovarien.

3° Réagir le plus directement possible sur la moelle pour rendre aux centres d'innervation vaso-motrice leur tonicité perdue.

Pour faire cesser l'irritation périphérique, il faut d'abord en rechercher l'origine qui peut être représentée par une irritation sans lésions partie de l'intestin, de la vessie, de l'utérus lui-même où de tout autre organe.

Pour amener la déplétion de l'appareil utéro-ovarien, nous avons à notre disposition la saignée du col par les différents procédés que nous avons énumérés, les injections stimulantes, enfin les pansements glycérinés simples ou composés.

Quant à l'action qu'il faut exercer sur la moelle lombaire dans le but de rendre leur tonicité aux centres d'innervation vaso-motrice, nous la puiserons dans l'emploi des révulsifs ou des sédatifs appliqués sur la région lombaire suivant l'intensité de la névralgie lombo-abdominale, dans l'emploi de la méthode de Chappman (eau chaude ou glace sur la région lombaire), et enfin dans le plus remarquable de tous ces moyens, l'hydrothérapie froide, employée en douches révulsives sur toute la surface cutanée.

AMYGDALITE.

SOLUTION CONTRE L'AMYGDALITE CHRONIQUE ET L'HYPERTROPHIE DES AMYGDALES (Cadier).

Iode métallique.........	50	centigrammes.
Iodure de potassium......	1	gramme.
Glycérine	10	—

Faire des badigeonnages sur les amygdales.

ANASARQUE.

TRAITEMENT DE L'ANASARQUE DE LA NÉPHRITE PARENCHYMATEUSE (Della Rovero).

Feuilles de digitale en poudre. 50 centigr.
Eau .... 120 grammes.

Faites macérer douze heures, filtrez et ajoutez :

Oxymel scillitique..... 5 grammes.
Acétate de potasse.... 3 —

A prendre par cuillerées à bouche d'heure en heure.

ANÉMIE.

PRÉPARATION TONIQUE (Lay).

Sulfate de fer desséché	4 grammes.
Sucre blanc purifié	30 —
Eau de fleurs d'oranger.........	90 —
Sulfate de quinine	4 —
Acide sulfurique.	Q. s. pour dissoudre
Teinture de quinquina.........	120 grammes.

Teinture d'éc. d'oranges amères.	30	—

Mêlez et filtrez. — Une cuillerée à café trois fois par jour avant les repas.

PILULES CONTRE L'ANÉMIE (Huchard).

Tartrate ferrico-potassique..	10 gr.
Extrait de quinquina........	10 —
Glycérine....................	āā q. s.
Huile essentielle d'anis....	

100 pilules. 2 à chaque repas.

Autre formule.

Tartrate ferrico-potassique..	10 gr.
Extrait d'armoise..........	4 —
— d'absinthe	4 —
Poudre d'aloès socotrin....	1 à 2 gr.
Huile essentielle d'anis....	q. s.

100 pilules. 2 à chaque repas dans la chloro-anémie avec aménorrhée.

INHALATIONS D'OXYGÈNE DANS L'ANÉMIE (Hayem).

On sait combien il est difficile parfois d'obtenir que des chlorotiques très affaiblis consentent à prendre des aliments azotés tant est prononcé leur dégoût pour ce genre de nourriture, qu'elles vomissent souvent. Dans ces conditions le professeur Hayem prescrit des inhalations quotidiennes d'oxygène, et sous l'influence de cette médication, il n'est pas rare de voir l'appétit renaître, les vomissements cesser, et les malades faire une abondante consommation de viande et d'aliments réparateurs.

ANESTHÉSIE.

FORMULE ANESTHÉSIQUE (Trélat).

Hydrate de chloral.....	4 grammes.
Sirop de morphine......	40 —

A prendre en une fois 35 ou 40 minutes avant l'opération.

ANGINES.

SOLUTION POUR DISSOUDRE LES FAUSSES MEMBRANES DE L'ANGINE COUENNEUSE (Bouchut).

Papaïne brute........	2 grammes.
Salicylate de soude...	5 centigr.
Eau distillée........	10 grammes.

Le salicylate n'est dans ce liquide que pour empêcher la fermentation.

Imbiber un pinceau avec ce liquide et toucher les amygdales plusieurs fois par jour (toutes les deux heures environ).

TRAITEMENT DE L'ANGINE MÉNORRHAGIQUE (Jaccoud).

Donner à l'intérieur des pilules d'aloès et des sinaspimes afin de régulariser la fluxion menstruelle.

SOLUTION CONTRE L'ANGINE DES CHANTEURS (Cadier).

Chlorure de zinc.	50 centigr.
Eau distillée.....	50 grammes.

Comme complément de ce traitement, on doit ajouter l'usage d'un gargarisme iodé qui se fait en mêlant la solution iodée suivante :

Iode métallique.....	50 centigr.
Iodure potassique...	1 gramme.
Glycérine...........	10 —

Avec trois fois autant d'eau, ou d'un gargarisme à l'eau de goudron.

Les pulvérisations chaudes avec de l'eau créosotée, contenant 10 centigrammes de créosote pour une pulvérisation ou encore 1 gr. de chlorure de zinc pour 100 à 200 grammes d'eau, sont extrêmement utiles.

SOLUTION CONTRE L'ANGINE ULCÉREUSE (Cadier).

Créosote pure.	1	gramme.
Alcool........	20	—
Glycérine.....	20	—

Badigeonnages trois fois par jour.

TRAITEMENT DE L'ANGINE GRANULEUSE (Percepied).

Le traitement local consiste d'abord à éviter toutes les causes d'irritation de la gorge, puis à faire usage des gargarismes émollients et astringents. Dans l'état chronique, M. Percepied se sert de cautérisations au chlorure de zinc à 1/50 ou 1/100, ou au nitrate d'argent à 1/15, mais il préfère la teinture d'iode iodurée étendue de glycérine à 1/10 ou 1/5, ou la formule suivante donnée par Mandl, qui s'élevait contre l'emploi des caustiques :

Iode métallique....	1	gramme.
Acide phénique....	1	—
Iodure potassique..	4	—
Glycérine..........	100	—

Le traitemeut général varie selon les sujets. Les arsenicaux, l'iodure de potassium, le quinquina, les préparations martiales trouvent leurs indications.

DE L'EMPLOI DE LA NITROGLYCÉRINE DANS LES ANGINES DE POITRINE (Murrel).

L'auteur considère le médicament comme un dilatant vasculaire analogue au nitrite d'amyle. Il l'emploie à la dose d'une goutte d'une solution au centième dans une cuillerée d'eau toutes les quatre heures. Les effets observés sont les suivants : pouls accéléré, moins plein; puis pâleur consécutive et sensation de faiblesse; l'accoutumance arrive assez rapidement.

MÉLANGE CONTRE L'ANGINE TUBERCULEUSE (Bucquoy).

Miel rosat..........	30 grammes
Morphine	5 centigr.

Applications fréquentes afin de faciliter la déglutition ; gargarismes émollients ; traitement approprié à la maladie.

ANOREXIE.

Teinture alcoolique de noix vomique......................	5 gouttes.
Extr. de gentiane..............	1 gramm.
Sirop d'éc. d'orang .am........	45 —
Vin de quinquina..............	150 —

A prendre en deux fois, une demi heu avant chacun des deux principaux repas, pou réveiller l'appétit.

Mixture contre l'anorexie

Alcoolé de Colombo.....	60 grammes.
Alcoolé de noix vomique.	60 gouttes.

Mêlez. — Une cuillerée à café dans de l'ea à chacun des deux principaux repas.

Préparation apéritive (Huchard).

Teinture de gentiane.........	10	gramme
Teinture d'écorces d'oranges amères.....................	10	—
Teinture de badiane.........	15	—
Teinture de cardamone composée.....................	3	—
Gouttes amères de Baumé....	2	—
Eau distillée de menthe......	250	—

Filtrez. — Donner une cuillerée à soupe di minutes avant chaque repas.

ANTHRAX.

Injections hypodermiques contre l'anthra (Lindermann).

Acide phénique.	2	grammes.
Eau distillée....	100	—

Faites dissoudre. — Dans un cas grave d'anthrax qui s'étendait de plus en plus, malgré de larges incisions, l'auteur fit des ponctions profondes avec un ténotome, puis toutes les heures des injections hypodermiques avec la solution phéniquée, tout autour du mal. Au bout de trois jours l'œdème et l'induration diminuèrent, et on put pratiquer les injections à plus longs intervalles.

APHONIE.

Potion contre l'aphonie (Fourreau de Beauregard).

Ammoniaque liquide.....	10	gouttes.
Sirop d'érysimum........	45	grammes.
Infusion de tilleul........	90	—

S. s. a. à prendre en une seule fois.

Sirop boraté (Trousseau).

Borax.................	15	grammes.
Sirop de sucre........	300	—

A prendre par cuillerées à café sept ou huit fois par jour, en ayant soin de ne pas boire immédiatement.

Cigarettes balsamiques.

Solution d'azotate de potasse, 8/100. Q.s.
Alcoolé de benjoin composé........ Q.s.
Papier brouillard................. Q.v.

Trempez le papier dans la solution d'azotate de potasse, faites-le sécher; trempez-le dans l'alcoolé de benjoin composé, faites-le sécher; découpez-le en feuilles de la grandeur suffisante pour être roulées en cigarettes. Fumer 2 ou 3 cigarettes par jour, en aspirant la fumée.

Gargarisme astringent (Bennati).

Alun..................	4	grammes.
Sirop diacode.........	15	—
Eau...................	200	—

ARTHRITE FONGUEUSE DES ENFANTS.
(Jules Simon).

Extrait de ciguë.............	4	grammes.
Iodure potassique...........	4	—
Extrait de belladone.........	4	—
Axonge ou glycérolé d'amidon.	30	—

Étendez la pommade sur la région malade, la recouvrir d'une couche épaisse de ouate et d'une feuille de taffetas gommé pour faciliter l'absorption.

ASTHÉNOPIE.

EMBROCATION CONTRE L'ASTHÉNOPIE (Gallois).

Baume de Fioraventi..	30	grammes.
Alcoolat de lavande...	30	—
Camphre............	1	—
Éther sulfurique......	4	—

F. s. a. — Frictionner doucement trois ou quatre fois par jour le pourtour de l'orbite et les paupières fermées, dans le cas de fatigue des yeux résultant d'un travail trop minutieux et trop prolongé. — Repos absolu de l'organe. — Chaque matin, douche d'une durée de trois minutes environ sur la région orbitaire, avec de l'eau à 18°, dont on abaissera progressive- la température jusqu'à 10°. Affusions froides sur tout le corps, exercice au grand air, régime tonique, si le malade est anémique.

ASTHME.

SOLUTION CONTRE L'ASTHME (Trousseau).

Arséniate de soude....	5	centigr.
Teinture de cochenille.	20	gouttes.
Eau distillée..........	100	grammes.

Mêlez. — Une cuillerée à café avant chaque reas.

TRAITEMENT DE L'ASTHME (Makinsie).

Injections hypodermiques de nitrate de pilocarpine à la dose de 2 centigr. par jour.

On peut ajouter à ce traitement, selon le conseil de Schmitz, l'électrisation par des courants induits le long du trajet du nerf vague.

TRAITEMENT DE L'ASTHME CARDIAQUE.

Bromure de potassium....	30	grammes.
Extrait fluide de grindelia robusta................	30	—
Sirop d'ipécacuanha......	30	—
Eau distillée.............	60	—

Une cuillerée à thé toutes les quatre heures.

TRAITEMENT DE L'ASTHME (W. Pepper).

Bromure d'ammonium...	3 gr. 50
Chlorure d'ammonium...	60 centigr.
Teinture de lobélia......	5 gr. 50
Sirop d'éther composé..	30 grammes.
Sirop d'acacia...........	100

Mêlez. — Une cuillerée à bouche toutes les heures pendant l'attaque.

TRAITEMENT DE L'ASTHME (Lamothe).

1° L'iodure de potassium est souverain dans la plupart des faits d'asthme; il serait contre-indiqué dans l'asthme compliquant la tuberculose pulmonaire (G. Sée).

2° Dans ce dernier cas, l'arsenic et plus spécialement la liqueur de Fowler trouvent naturellement leur indication.

3° La macération de digitale appliquée à la variété de (pseudo) asthme cardiaque est encore à l'étude.

4° Les injections sous-cutanées de morphine constituent le premier des eupnéiques dans les accès d'asthme (Huchard).

5° Mais celles-ci devront être précédées ou remplacées par l'administration des expectorants dans le cas de prédominance de l'élément catarrhal.

ASCITE.

TRAITEMENT DE L'ASCITE IDIOPATHIQUE (Casaubon).

Limaille de fer porphyrisée.	10	centigr.
Poudre de scille...........	10	—
Digitale pulvérisée.........	5	—

Mêlez. — A prendre deux fois par jour un

de ces paquets. On peut élever jusqu'à 30 ce tigrammes les doses de scille et de digitale.

BASEDOW (maladie de).

Le traitement qui réussit le mieux cont la maladie de Basedow, c'est en premier li l'hydrothérapie, à laquelle on peut adjoindr d'après la professeur G. Sée, les deux mé caments suivants :

Teinture de veratrum viride	5	gramme
Iodure potassique	25	—
Sirop de gomme	300	—

Prendre une cueillerée à café de ce sirop tro fois par jour. Au bout de huit jours remplac les cuillerées à café par des cuillerées à de sert contenant le double.

BLENNORRHAGIE.

INJECTIONS CONTRE LA BLENNORRHAGIE (Pasqua).

Hydrate de chloral	1	gramme 5
Eau distillée de roses	120	—

2 injections par jour.

Tout d'abord l'injection est suivie d'u

sensation douloureuse qui fait bientôt place à une fraîcheur agréable. Pendant les trois jours qui suivent, la miction n'est plus douloureuse, les érections cessent d'être fréquentes, et l'écoulement devient plus pâle ; en huit à dix jours tout est fini.

TISANE A PRENDRE DANS LA BLENNORRHAGIE (Reverdin).

Sucre pulvérisé	100	grammes.
Bicarbonate de soude....	20	—
Acide benzoïque	6	—
Essence de citron........	q. s.	

Une cuillerée à café six fois par jour dans un grand verre d'eau. On continue jusqu'au moment où l'écoulement étant modifiée, on prescrit les balsamiques et les injections.

OPIAT ANTIBLENNORRHAGIQUE.

Copahu et goudron.........	āā parties égales
Magnésie calcinée fortement.	q. s.

Cet opiat bien préparé, n'est nullement désagréable au goût et très efficace.

BLENNORRHAGIE.

POTION CONTRE LA BLENNORRHAGIE (Mathey-Caylus).

Tannin..............	6	grammes.
Sulfate de zinc.......	6	—
Glycérine............	83	—
Teinture de cachou...	2	—
Alcoolat vulnéraire...	10	—
Eau distillée.........	600	—

WOOD-OIL CONTRE LA BLENNORRHAGIE (Vidal)

Wood-oil...............	4	grammes.
Gomme................	4	—
Infusion de badiane....	40	—

A prendre en deux fois au commencemen[t] des repas.

WOOD-OIL CONTRE LA BLENNORRHAGIE (Mauriac).

Wood-oil...............	16	grammes.
Gomme................	10	—
Sirop de Gomme.......	30	—
Eau de menthe........	50	—

A prendre en huit fois dans la journée.

INJECTIONS ANTI-BLENNORRHAGIQUES (Trévilian).

Sulfate de quinine.........	1 gr. 50
Eau distillée...............	64 — »
Glycérine..................	64 — »
Acide sulfurique...........	9. s.

Pour injections plusieurs fois par jour.

POUDRE CONTRE LA BLENNORRHAGIE (Don Roy).

Cubèbe pulvérisé.....	10 grammes.
Bicarbonate de soude.	9 —

Prendre un de ces paquets dans de l'eau trois fois par jour.

INJECTIONS ANTI-BLENNORRHAGIQUES (Zolotowitz).

Hydrate de chloral......	25 centigr.
Bromure potassique.....	1 gramme.
Laudanum de Sydenham.	15 gouttes.
Eau de roses............	180 grammes.

F. s. a.

Trois injections par jour.

INJECTIONS ANTI-BLENNORRHAGIQUES (Hill).

Acide borique.......	2 grammes.
Eau..................	120 —

Mêlez.

BLENNORRHÉE.

TRAITEMENT DE LA BLENNORRHÉE.

N° 1.	Sous-sulfate de fer liquide...	15 gouttes.
	Eau simple-...	120 grammes.
N° 2.	Acide chlorhydrique......	1 gr. 20
	Glycérine pure.	30 —
	Eau simple....	Q. s. 120 gr.

M. — Laver l'urèthre avec de l'eau chaude et injecter la solution n° 1; six heures après, employer la solution n° 2.

BLÉPHARITE CILIAIRE.

POMMADE CONTRE LA BLÉPHARITE CILIAIRE (Vidal).

Précipité jaune.........	40 centigr.
Teinture de benjoin.....	7 gonttes.
Axonge très fraîche.....	4 grammes.

F. s. a.

Matin et soir, introduire gros comme une lentille de cette pommade le long des bords ciliaires.

POMMADE CONTRE LA BLÉPHARITE CILIAIRE
(Galezowski).

Précipité rouge.........	10 centigr.
Acétate de plomb crist..	5 milligr.
Huile de noisettes......	5 gouttes.
Axonge très fraîche.....	5 grammes.

M. s. a.

Enduire matin et soir de cette pommade le bord libre des paupières, qu'on lavera auparavant avec de l'infusion de thé vert.

BRONCHITE.

(Bozzi).

Soufre doré d'antimoine..	1 gr.
Poudre de Dower.........	1 gr. 10 cent.
Sucre....................	3 —

Mêlez et divisez en 10 parties, dont on prendra une prise chaque trois heures, sans dépasser la dose de quatre prises en vingt-quatre heures. La diète doit se borner à l'usage du lait chaud sucré et des potages au bouillon de poulet.

POTION CALMANTE CONTRE LES QUINTES DE TOUX ET LA DOULEUR DE LA BRONCHITE CHRONIQUE (Dieulafoy).

Eau distillée de tilleul.	30 grammes
Sirop de chloral......	30 —
Sirop de morphine....	30 —
Eau de fleurs d'oranger.	q. s.

A prendre une grande cuillerée toutes les trois heures.

POTION CONTRE LA BRONCHITE CAPILLAIRE CHEZ L'ENFANT (Bonamy).

Acétate d'ammoniaque..........	2 gr.
Vin de Malaga.................	80 —
Eau de menthe.................	10 —
Sirop d'écorces d'oranges amères.	20 —

Une cuillerée à dessert toutes les heures (enfant au-dessous de deux ans).

PILULES CONTRE LA BRONCHITE CHRONIQUE (N. Gueneau de Mussy).

Goudron...........	1 gramme.
Benjoin............	50 cent.
Poudre de Dower...	1 gr. 50 cent.

20 pilules : une avant chaque repas.

PILULES ANTICATARRHALES (Trousseau).

Sulfure de calcium..	1 gramme.
Extrait alc. d'aconit.	2 —
Excipient inerte....	Q. s.

M. et divisez en 20 pilules.

Une à quatre par jour dans le catarrhe pulmonaire chronique.

BRONCHITE.

Iodure potassique.	4	grammes.
Acide tartrique...	7	—
Sirop simple......	30	—
Eau................	120	—

Donner une cuillerée à café de cette solution. — L'état fébrile aigu paraît, cependant, la contre-indiquer.

INHALATIONS CONTRE LA BRONCHITE CHRONIQUE (Devis).

Acide phénique cristallisé..	1 gr. 80
Teinture d'opium camphrée.	90 —

Faites dissoudre. — Une cuillerée à thé dans 240 grammes d'eau chaude.

Ce liquide est introduit dans un pulvérisateur, et absorbé sous forme d'inhalations, dans le cas de bronchite chronique avec expectoration muco-purulente excessive.

La vapeur d'eau chargée d'acide phénique, de camphre et d'opium calme promptement l'irritation des bronches, et diminue à la fois la fréquence de la toux et l'abondance de l'expectoration.

AUTRES INHALATIONS CONTRE LA BRONCHI[illegible] CHRONIQUE (Devis).

Essence de pin d'Écosse.......	4 gr.
Teinture d'opium camphrée...	90 —

Mêlez. — Une cuillerée à thé dans 240 g d'eau chaude. Ce mélange est introduit da un pulvérisateur et absorbé sous forme d'i halations, dans le cas de bronchite chroniqu caractérisée par une toux rude, sèche et sa expectoration. La plupart des oléo-résin balsamiques peuvent être substituées à l'e sence de pin.

TRAITEMENT DE LA BRONCHITE CHRONIQUE P L'ACÉTATE DE PLOMB (Marigliano).

Après avoir donné à un malade, atteint d'u toux incessante, du sirop de morphine et l'eau de goudron sans pouvoir obtenir changement, le professeur Marigliano pre crivit 10 centigrammes d'acétate de plo par jour. Dès les premières vingt-qua heures il y eut amélioration dans la toux et sommeil, et diminution des deux tiers pc l'expectoration.

Il porta la dose du sel plombique à 15 ce tigrammes, et après quinze jours de ce trai ment la guérison fut complète.

BRONCHITE CAPILLAIRE.

POTION CONTRE LA BRONCHITE CAPILLAIRE (Dieulafoy).

Sirop de chloral.........	30 grammes.
Sirop de morphine.......	30 —
Eau distillée de tilleul...	30 —
Eau de fleurs d'oranger..	q. s.

A prendre une grande cuillerée toutes les trois heures.

BRONCHO-PNEUMONIE.

POTION CONTRE LA BRONCHO-PNEUMONIE INFANTILE (Henri Boyer).

Sirop de quinquina...	15 grammes.
Sirop de fl. d'oranger..	15 —
Eau-de-vie..........	10 à 30 gr.
Infusion de mélisse...	60 gr.

Une cuillerée à café toutes les heures, pour lutter contre l'état de cyanose et d'adynamie.

BRULURES.

Acide borique en poudre fine..	1 partie.
Cire blanche..................	id.
Paraffine.....................	2 parties.
Huile d'amandes douces......	2 —

On fait fondre ensemble à une douce chaleur

la cire, la paraffine et l'huile; ensuite on ajoute l'acide, en remuant continuellemen jusqu'à ce que la masse offre une consistanc uniforme. Avant de s'en servir, on doit le réduire en une masse onctueuse en le trituran dans un mortier froid.

TRAITEMENT DES BRULURES PAR L'ESSENCE D TÉRÉBENTHINE (Jobard).

Après avoir coupé circulairement les phlyctènes, lorsqu'elles existent, badigeonner la brûlure avec l'essence de térébenthine, et l couvrir de baudruche gommée sur laquell une bande roulée exercera une légère constriction. Ce pansement restera une semain en place et dans les brûlures superficielle n'aura généralement pas besoin d'être renouvelé. Dans le cas de suppuration, le pus soulevant la baudruche, couper cette pseudophlyctène et après avoir fait écouler le pus, badigeonner de nouveau avec l'essence de térébenthine la partie mise à nu qui sera ensuite recouverte de toile gommée. Recommence ainsi tant que la cicatrisation n'aura pas ét obtenue.

TRAITEMENT DES BRULURES (Levis).

Le Dr Levis prescrit contre les souffrance des inhalations anesthésiques, ou des injec tions de morphine, et si malgré cela, les douleurs persistent, il administre la morphine à l'intérieur, à dose suffisante, mais prudemment administrée.

Comme mode de pansement, l'auteur recommande ce qui suit. Après avoir soigneusement vidé par des piqûres à l'aiguille les ampoules formées, ménageant autant que possible l'épiderme, on applique une pommade à l'oxyde de zinc ou à l'acide phénique au 20e et l'on recouvre d'une épaisse carde d'ouate.

Lorsqu'une surface considérable de peau est atteinte, pour éviter les pansements fréquents, on enveloppe les parties malades dans un linge imbibé d'huile phéniquée, et pour ce but l'huile de lin est la meilleure.

TRAITEMENT DES BRULURES (Constantin Paul).

M. Constantin Paul se sert d'un liniment au sucrate de chaux, dont on étend une couche sur la brûlure et qu'on recouvre d'une couche de coton.

Pour préparer ce liniment on triture du sucre et de la chaux éteinte en parties égales, puis on ajoute une certaine quantité d'eau, peu à peu, de manière à rendre le mélange très liquide. Après quarante-huit heures, on filtre, puis on évapore jusqu'à consistance d'un sirop très clair. On mélange ensuite ce résidu avec parties égales d'un liquide composé d'une partie de glycérine et de trois parties d'huile.

CALCULS BILIAIRES.

SIROP CONTRE LES CALCULS BILIAIRES.

Acétate de potasse.............	20 gr.
Sirop des cinq racines apéritives.	200 —

Faites dissoudre. Une cuillerée à bouche de ce sirop, matin et soir, pendant dix jours, pour empêcher la formation des calculs biliaires. — Pendant dix autres jours, matin et soir, avant chaque repas, on ordonnera une pilule contenant un décigramme de tartrate de potasse, et de lithine, et un à trois bains alcalins par semaine, suivis de frictions et de massage.

DE L'EMPLOI D'HUILE D'OLIVE A FORTES DOSES POUR FACILITER L'EXPULSION DES CALCULS BILIAIRES (Roderick Bennedy).

Chez un nombre considérable de malades, Bennedy a employé l'huile d'olive administrée à la dose de 150 grammes le soir et suivie le lendemain matin d'une forte dose d'huile de ricin; il répète cette administration plusieurs fois de suite surtout lorsqu'il y a des coliques L'examen des pièces lui a toujours démontré que les calculs expulsés avaient été d'abord ramollis. L'auteur considère l'huile d'olive comme amenant sûrement ce ramollissement des calculs qui facilite leur expulsion.

CALCULS URINAIRES.

EMPLOI DE LA BORACITE DANS LES CALCULS URINAIRES (Becker).

Boracitrate de magnésie.	40 grammes.
Sucre pulvérisé.........	80 —
Essence de citron.......	1 goutte.

A prendre trois fois par jour dans un dem verre d'eau.

Le boracitrate de magnésie est, d'après l'auteur, diurétique et lithotriptique.

TRAITEMENT DES CALS DOULOUREUX (Gosselin).

Le professeur Gosselin indique les vésicatoires, les douches froides, sulfureuses, thermales, les frictions au chloroforme, enfin le bandage roulé et ouaté.

CALVITIE.

LOTION CONTRE LA CHUTE DES CHEVEUX (Locock).

Ammoniaque liquide.........	3 gr. 54
Essence d'amandes douces....	3 gr. 54
Esprit de romarin............	28 gr. 33
Essence de macis............	0 gr. 88
Eau de roses................	73 gr.

POMMADE CONTRE LA CALVITIE PRÉMATURÉ
(Bazin).

Prenez :	Savon médicinal.	
	Cendres de cuir..	
	Sel gemme......	
	Tartre rouge.....	
	Poudre à poudrer.	āā 30 gramm.
	Sulfate de fer....	
	Sel ammoniac...	
	Coloquinte.......	
	Cachou..........	

Faites une poudre fine et former une pommade avec :

Axonge fraîche... q. s.

On enduit un bonnet de taffetas de cette composition et on le place sur la tête.

MÉLANGE CONTRE LA CALVITIE D'ORIGINE SYPHILITIQUE (Besnier).

Baume de fioraventi.....	90	grammes.
Teinture de baume.......	5	—
Teinture de cantharides..	5	—

Après avoir rasé la tête, faire des frictions matin et soir avec ce melange.

CANCER.

TRAITEMENT DE LA SUPPURATION FÉTIDE DU CARCINOME UTÉRIN (Chéron).

Vinaigre blanc......	300 grammes.	
Teinture d'eucalytus.	45 —	
Acide salicylique....	1 —	
Salicylate de soude..	20 —	M

1 à 5 cuillerées par jour pour 1 litre d'eau tiède. 2 ou 3 injections par jour. Grâce à ce moyen, on diminue et on désinfecte la suppuration.

TRAITEMENT DES DOULEURS DU CANCER DE L'UTÉRUS (Lawerence).

L'auteur emploie l'ergot de seigle à la dose de 1 gr. 80 toutes les heures, et prétend que ce médicament fait disparaître ces douleurs pulsatiles qui ne cèdent d'ordinaire que devant la métrorrhagie. Il agit probablement en diminuant l'afflux du sang dans la matrice. Comme remède local l'auteur donne la préférence à l'acide phénique. On applique à l'aide d'un spéculum et d'un tampon d'ouate sa solution concentrée sur les parties malades, et l'on fait prendre à la malade, matin et soir, une injection d'un glycérolé d'acide phénique. Enfin on peut recourir avec succès à l'application de petits vésicatoires aux reins que l'on pense à l'aide d'une pommade à la morphine. Les douches d'acide carbonique sur le col utérin trop négligées sont aussi un excellent remède local.

MIXTURE CONTRE LE CANCER (John Clay).

Térébenthine de chio.....	8	grammes
Ether..................	30	—
Solution de gomme adragante	120	—
Sirop simple.............	30	—
Fleur de soufre...........	2	— 40
Eau....................	500	—

A prendre 30 grammes trois fois par jour.

SOLUTION POUR CALMER LES DOULEURS DU CANCER (Anger).

Sulfate d'atropine.......	1	gramme.
Eau distillée............	1000	—

Faites dissoudre. Dans le cas de cancer, on imbibe des compresses de cette solution et on les applique sur la région douloureuse, en les recouvrant de taffetas ou de gutta-percha, pour empêcher l'évaporation. On les renouvelle trois ou quatre fois par jour. Elles procurent un soulagement prononcé sans donner lieu à des symptômes d'absorption, tels que dilatation des pupilles, sécheresse de la gorge; il semble que leur action soit toute locale et consiste dans une contraction de vaisseaux avec diminution de la sensibilité.

CANCER UTÉRIN.

PILULES CONTRE LE CANCER UTÉRIN (B. Ball).

Mastic	15 centigrammes.
Soufre pulvérisé..	10 —

Mêlez pour 1 pilule : 8 par jour.

TRAITEMENT DU CANCROÏDE PAR LA PATE ARSENICALE.

Dans le service de M. Laboulbène se trouvait une hémiplégique atteinte d'un cancroïde du nez. Ce cancroïde présentait le volume d'une noix. Selon le procédé de M. Manec après avoir fait l'ablation, M. Laboulbène appliqua sur la tumeur la pâte arsenicale ou pâte de Rousselot, dans une étendue égale à celle d'une pièce de un franc. Cette femme est aujourd'hui complètement guérie. M. Laboulbène insiste sur cette propriété toute particulière de la pâte arsenicale, de détruire toutes les parties malades sans même en atteindre les limtes. C'est là une action vraiment remarquable des arsenicaux d'aller chercher le mal ou il se trouve et de n'attaquer que lui.

CARDIALGIE.

POMMADE CONTRE LA CARDIALGIE.

Vératrine...............	15 centigr.
Extrait thébaïque.......	75 —
Essence de térébenthine.	2 grammes.
Essence de menthe......	10 gouttes.
Axonge................	30 grammes.

F. s. a. Une pommade conseillée contre les diverses formes de cardialgie. On peut, en cas d'insuffisance du remède, recourir à l'emploi de petits vésicatoires volants qu'on panse avec la morphine.

CATARRHE INTESTINAL.

PAQUETS CONTRE LE CATARRHE INTESTINAL.

Acide tannique...........	50 centig.
Carbonate de chaux.......	3 grammes.

10 paquets, en prendre 3 ou 4 dans la journée.

CATARRHE VÉSICAL.

POTION CONTRE LE CATARRHE VÉSICAL (Lieppert).

Baume de copahu....	10	grammes.
Baume de tolu.......	10	—
Eau de cannelle......	30	—
Sirop diacode........	30	—
Ether nitrique.......	5	—
Eau de laurier-cerise.	5	—

F. s. a.

1 cuillerée à café trois fois par jour.

CÉPHALALGIE.

TRAITEMENT DES CÉPHALALGIES (Massini).

Massini recommande le bromure de potassium principalement dans les céphalalgies urémiques ; le nitrite d'amyle dans les formes spasmodiques ; puis viennent la quinine, la caféine ; mais ces médicaments échouent plus ou moins souvent, et alors on a recours aux narcotiques ; mais là on a toujours à redouter le morphinisme. Récemment le chloral à la dose de 25 à 40 centigrammes, toutes les trois heures, jusqu'à ce qu'on arrive à en prendre 1 gramme 50 cent., a été prôné dans les céphalalgies de l'urémie. Le monobromure de camphre en capsules à la dose de 35 centigrammes à 5 centigrammes a été employé. L'aconitine (préparation anglaise) à la dose de 1 à 2 milligrammes, est très recommandée par Massini, qui pense aussi que l'action de ce remède peut être augmentée par des onctions avec des pommades à l'aconitine ou opiacées. La teinture de gelsemium à la dose de 1 gr. 50 cent. à 3 grammes serait, d'après Massini, un excellent remède contre les névralgies de la 5e paire.

CHANCRE.

POMMADE CONTRE LE CHANCRÉ PHAGÉDÉNIQUE (Vidal).

Acide pyrogallique....	4 grammes
Vaseline.............	40 —

Pansement matin et soir.

TRAITEMENT DU PHAGÉDÉNISME DU CHANCRE SIMPLE (A. Fournier).

1° Repos absolu, régime sévère, boissons laxatives, bains quotidiens d'une à deux heures, bains locaux, pansements avec charpie imbibée de décoction de guimauve et pavot.— 2° Après sédation complète des symptômes inflammatoires, pansement avec une solution de nitrate d'argent composée de : nitrate d'argent cristallisé, 1 gr. ; eau distillée, 30 gr. —

Si cette solution paraît trop irritante, on la dilue au cinquantième ou au centième. Il est encore deux topiques qui jouissent d'une efficacité incontestable, bien qu'inférieur à celle du nitrate d'argent ; ce sont : le tartrate ferrico-potassique et l'iodoforme. Lorsque le phagédénisme a résisté à tous les traitements, on n'a plus qu'à recourir aux caustiques pour le transformer en une plaie simple,

TRAITEMENT DU CHANCRE INDURÉ (Mauriac).

Le Dr Ch. Mauriac pratique l'excision du chancre avant que l'induration se produise, et dès qu'il a la certitude que le chancre est syphilitique, il administre l'hydrargyre, en le donnant à faibles doses, 6 centigrammes par exemple lorsque le chancre est petit et parcheminé ; si le chancre syphilitique est ulcéreux, il donne une plus forte dose d'hydrargyre, 9 à 12 centigrammes ; s'il a de la tendance à subir la déviation phagédénique, il ajoute au traitement mercuriel le traitement iodoré (1 à 2 grammes d'iodure de potassium par jour).

TRAITEMENT DES CHANCRES PRIMITIFS PAR LE CAMPHRE ET L'IODOFORME.

Dès l'apparition du chancre et tant que la maladie est locale, on peut guérir le chancre et éviter l'empoisonnement syphilitique ultérieur et la diathèse qui le suit ; parmi les moyens employés dans ce but il en est un qui est excellent.

Poudre de camphre......	20 grammes.
Iodoforme	10 —

Mêlez et triturez. — Le camphre enlève l'odeur de l'iodoforme. On couvre le chancre de cette poudre trois fois par jour et en huit ou dix jours il est guéri.

CHLOROSE.

PILULES CONTRE LA GASTRALGIE DES CHLORO-ANÉMIQUES (Huchard).

Tartrate ferrico-potassique.	10 grammes.
Extrait de gentiane.........	8 —
Extrait de noix vomique....	25 centigr.
Extrait thébaïque	25 —

100 pilules. — 2 à chaque repas.

S'il y avait constipation en même temps, on pourrait remplacer l'extrait thébaïque par l'extrait de jusquiame.

PILULES TONIQUES ET FERRUGINEUSES (Gallard).

Sous-carbonate de fer.......	5 grammes.
Extrait mou de quinquina...	5 —
Extrait gommeux d'opium...	50 centigr.

P. s. a. — 50 pilules.

2 à 4 par jour principalement au moment des repas.

Lorsqu'il y a de la constipation, M. Gallard fait la modification suivante :

Sous-carbonate de fer.......	4 grammes.
Extrait mou de quinquina...	3 —
Extrait de rhubarbe.........	3 —
Extrait gommeux d'opium...	50 centigr.

50 pilules à prendre comme les précédentes.

Ces préparations m'ont donné d'excellents résultats.

ELIXIR DE PEPTONE.

Alcool à 95°..........	10 grammes.
Vin de Frontignan....	40 —
Sucre................	25 —
Eau..................	20 —
Peptone.............	5 —

Dissolvez la peptone dans l'eau, puis ajouter le vin de Frontignan, le sucre et l'alcool ; filtrez. Une cuillerée à bouche, de 20 grammes, contient 1 gramme de peptone.

SIROP DE PEPTONE.

Eau..............	30 grammes.
Sucre.............	60 —
Peptone..........	5 —
Teinture d'écorces d'oranges......	5 —

VIN DE PEPTONE.

Vin de Malaga....	95 grammes.
Peptone..........	5 —

Dissolvez à froid. Le vin de Frontignan donne un produit beaucoup moins agréable.

MIXTURE CONTRE LA CHLOROSE (Siredey).

Citrate de fer..........	5	gr.
Bromure de potassium.	10 à 12	—
Vin de Malaga........	250	—

Faites dissoudre. Une cuillerée à bouche chaque jour, au commencement des deux principaux repas, aux femmes nerveuses, aux hystériques, qui ont le sang appauvri.

VIN TONIQUE RECONSTITUANT (Bernard).

Pepsine...................	1 gramme.
Maltine...................	1 —
Extrait de quinquina........	2 —
Arséniate de soude..........	2 centigr.
Vin de madère...............	20 grammes
Sirop de menthe............	10 —

Dose à prendre en un jour; la moitié après chacun des deux repas.

TRAITEMENT DE LA CHLOROSE AVEC ACCIDENTS DE NERVOSISME (Huchard).

Tartrate ferrico-potanique..	10	grammes.
Extrait de valériane........	8	—
Poudre de castoréum.......	2	—
Essence de menthe..... } ää	9	s.
Essence d'anis......... }		

100 pilules 2 à chaque repas.

CHORÉE.

POTION CONTRE LA CHORÉE.

Liqueur arsenical de Boudin.	2	grammes.
Julep gommeux............	60	—

Mêlez. — A donner en plusieurs fois en 24 heures à un enfant de 8 à 10 ans atteint de chorée. Le lendemain et les jours suivants on augmentera de 2 grammes en surveillant attentivement l'effet du médicament. On diminuera la dose, s'il survient des nausées et à plus forte raison des vomissements. Cependant la médication arsenicale ne jouit de toute son efficacité qu'à la condition de provoquer des symptômes d'intolérance qui indiquent la saturation de l'organisme. La liqueur de Boudin renferme un milligramme d'acide arsénieux par gramme.

LINIMENT CONTRE LA CHORÉE DES ENFANTS (Rosen).

Alcoolature de genièvre....	90 grammes.
Essence de girofle.........	5 —
Huile de muscade.........	5 —

M. Vigier propose d'ajouter 1 gramme d'huile de ricin à la formule precédente; on obtient ainsi un excellent liniment.

CICATRICES.

CICATRICES DE LA VARIOLE.

Appliquer des compresses imbibées d'une solution d'acide phénique au 2/100e. Les boutons ne se développeront pas sur les parties ainsi recouvertes.

CIRRHOSE HÉPATIQUE.

TRAITEMENT DE LA CIRRHOSE HÉPATIQUE (Dauby).

Copahu.....................	12 grammes.
Acide citrique..............	5 —
Gomme arabique..........	q. s
Eau.........................	240 —

Une cuillerée à soupe toutes les deux heures, dans la cirrhose confirmée atténue, dit l'auteur, əɪméléorisme, l'hydropisie, les troubles intestinəux et la dysurie.

MALADIES DU CŒUR.

POTION DIURÉTIQUE. (Gubler).

Caféine	50 centigr.
Sirop de menthe..............	30 gramm.
Hydrolature de mélisse.......	80 —

POTION CONTRE L'HYPERTROPHIE DU CŒUR (H. Green).

Iodure de potassium........	10 grammes.
Teinture de digitale........	12 —
Teinture de jusquiame.....	12 —
Sirop de salsepareille composé....................	100 —

F.-S.-A. — Une cuillerée à café matin et soir dans le cas d'hypertrophie du cœur.

MIXTURE DIURÉTIQUE (Graves).

Nitrate de potasse.......	4 à 8 grammes.
Teinture de digitale.....	1 gr. 50 centig.
Teinture de jusquiame.....	1 grammes.
Emulsion d'amandes douces.	300 —

Mèlez.— Une cuillerée d'heure en heure pour combattre diverses formes d'hydropisie, et en particulier l'œdème qui accompagne les maladies du cœur.

POTION CONTRE LA DYSPNÉE CARDIAQUE
(Germain Sée).

Iodure potassique.....	1 gr. 25 à 2 gr.
Hydrate de chloral....	2 à 4 grammes.
Julep gommeux.......	120 —

F. s. a.

Une potion à donner par cueillerées, de deux heures en deux heures, dans la journée, pour remédier à la dyspnée continue des personnes atteintes d'affections du cœur. On peut remplacer le chloral par 5 à 10 centigrammes d'extrait d'opium. Lorsque la dyspnée revient par accès, l'iodure de potassium est également utile ; on peut enfin essayer des inhalations d'iodure d'éthyle qui réussissent parfaitement dans la dyspnée des asthmatiques.

THÉRAPEUTIQUE DES MALADIES DU CŒUR
(Gubler).

Dans les affections mitrales, l'opium est généralement contre-indiqué ; il est utile, au contraire, dans les lésions aortiques. On l'emploie sous forme d'injections hypodermiques de sels de morphine, soit sous forme de teinture thébaïque (5 gouttes à la fois, trois fois par jour). Le bromure de potassium, qui n'a pas d'action sur la myocarde, mais sur les vaisseaux, est très utile dans l'angine de poitrine, les palpitations nerveuses, etc.

En un mot, opium si lésion aortique; bromure, si névrose ; digitale dans les autres cas.

COLIQUE SATURNINE.

TRAITEMENT DES ACCÈS DE COLIQUE SATURNINE

La première chose à faire à un malade qui souffre de la colique saturnine, c'est une injection sous-cutanée de morphine qui agit comme analgésiant presque immédiat.

Il faut ensuite réveiller les contractions péristaltiques de l'intestin et pour cela on ne peut recourir aux purgatifs drastiques et au courant faradique. On applique l'un des pôles muni d'une éponge humide sur l'abdomen du malade, tandis que l'autre pôle représenté par un bouton en forme d'olive, est introduit dans le rectum aussi haut que posssible. Durée de chaque séance 8 à 10 minutes.

COLITE.

TRAITEMENT DE LA COLITE PSEUDO-MEMBRANEUSE (Blondeau).

Evonymine............ 5 centigrammes.
Extrait de jusquiame. 10 centigrammes.

M. Pour deux pilules, une le matin, une le soir.

CONGESTION CÉRÉBRALE.

POTION CONTRE LA CONGESTION CÉRÉBRALE.
(G. Sée)

Bromure de potassium..... 20 grammes.
Sirop de digitale........... 100 —
Sirop de pointes d'asperges. 100 —
Deux à trois cuillerées à bouche par jour.

EMPLOI DU PHOSPHORE DANS LA CONGESTION CÉRÉBRALE ET LE RAMOLLISSEMENT (Hammond).

Lorsque l'auteur a employé le bromure de potassium ou l'oxyde de zinc et que les phénomènes congestifs ont disparu laissant un peu de faiblesse et de dépression intellectuelle, il prescrit la strychnine associé au pyrophosphate de fer et à la quinine d'après la formule suivante :

Sulfate de strychnine..... 5 centigr.
Pyrophosphate de fer..... 4 grammes.
Sulfate de quinine......... 4 —
Acide phosphorique dilué. 60 —
Sirop de gingembre....... 60 —

Dose : Une cuillerée à thé trois fois par jour dans un peu d'eau.

CONGESTION PULMONAIRE.

TRAITEMENT DE LA CONGESTION PULMONAIRE (Dujardin-Beaumetz).

Les affections mitrales s'accompagnent souvent de congestions passives des poumons, qui se traduisent par de la gêne de la respiration, des râles sibilants, une toux opiniâtre, une expectoration plus ou moins abondante et quelquefois de l'hémoptysie. L'auteur conseille contre ces symptômes les ventouses sèches sur le thorax, les vésicatoires plus ou moins étendus sur la poitrine, et à l'intérieur, l'aconit et les balsamiques, tels que les bourgeons de sapin, la térébenthine, et le tolu; il ne prescrit point l'alcoolature de feuilles d'aconit des pharmacies, qui est une préparation infidèle, mais l'alcoolature de racines d'aconit des Vosges, qu'il donne à la dose de dix gouttes par 24 heures, une goutte d'heure en heure, pendant le jour. — Le Kermès qu'on vante outre mesure comme expectorant, lors même qu'il est administré à faibles doses, fatigue quelquefois l'estomac et provoque de la diarrhée, sans déterminer d'effets favorables du côté du poumon. Lorsque la congestion pulmonaire est très intense, avec menace de mort prochaine par asphyxie on pratique la saignée, et on obtient un soulagement prononcé, mais qui ne dure pas,

CONSTIPATION.

SIROP DE PODOPHYLLINE (Bouchut).

Podophylline.........	5 centigr.
Alcool...............	5 grammes.
Sirop de guimauve...	95 —

M. Bouchut emploie avec succès ce sirop contre la constipation des enfants. Il en donne une demi-cuillerée à bouche pour commencer, la cuillerée à bouche entière pèse 20 grammes, renferme 1 centigr. de podophylline, ce qui est une dose d'adulte

TRAITEMENT DE LA CONSTIPATION CHEZ LES MALADES ATTEINTES D'AFFECTIONS UTÉRINES (J. Chéron)

Rhubarbe en poudre....	10 gr.
Acétate de potasse......	2 —

20 paquets ou cachets, 1 paquet avant chaque repas tous les jours, ou tous les deux jours

Le Dr Chéron emploie cette formule chez les malades lymphatiques qui prennent de l'embonpoint et voient l'abondance des règles diminuer de plus en plus.

Chez les arthritiques, il convient d'unir le

soufre, la magnésie, la rhubarbe et la crème de tartre d'après la formule suivante :

Soufre sublimé et lavé...	4 grammes.
Magnésie calcinée.......	4 —
Rhubarbe en poudre.....	4 —
Crème de tartre.........	8 —

8 paquets. Prendre 1 à 3 paquets le soir, trois heures après le repas.

Chez les arthritiques comme chez les herpétiques, le soufre uni à l'iodure de potassium rend de grands services :

Iodure potassique......	10 grammes.
Soufre sublimé et lavé..	6 —

20 paquets ou cachets.

Les eaux d'Hunyadi-Janos, de Pullna, de Laroche-Guyon sont très usitées en pareil cas, lorsqu'il existe un état congestif de l'appareil utéro-ovarien, il faut ajouter à ces moyens-là des frictions ou des applications calmantes ou révulsives sur la région lombaire matin et soir.

POTION CONTRE LA CONSTIPATION DES ENFANTS.

Podophyllis.........	5 centigr.
Alcool...............	5 grammes.
Sirop simple........	95 —

F. s. a. une cuillerée à café tous les jours.

TRAITEMENT DE LA CONSTIPATION OPINIATRE (Schaefer).

Extrait de fève du Calabar...... 5 centigr.
Glycérine...................... 1 gramme.
Mêlez.

CACHETS CONTRE LA CONSTIPATION (Laillier).

Aloès..................	ãã 1 gr.
Gomme-gutte.............	
Jalap..................	
Résine de scammonée......	
Lessive des savonniers.....	

25 Cachets.

Le malade en prendra 1 le soir, avant de se coucher, deux fois par semaine.

PILULES CONTRE LA CONSTIPATION DES ARTHRITIQUES (Tripier).

Extrait de Chardon-Marie... 2 gr. 50
Aloès socotrin............. 5 —
Savon médicinal............ 7 gr. 50

M. 100 pilules, 1 au repas du soir.

POTION CONTRE LA CONSTIPATION DES ENFANTS A LA MAMELLE.

Huile de foie de morue...........	2 parties.
Eau de chaux....................	1 —
Sirop de lacto-phosphate de chaux	1 —

Une cuillerée à thé trois fois par jour.

PILULES CONTRE LA CONSTIPATION (Macario).

Sulfate de fer sec.....	10 centigr.
Aloès socotrin........	5 —
Rhubarbe pulvérisée..	2 —
Extrait de belladone..	1/2 —

Pour 1 pilule.

En administrer une le soir, immédiatement après souper. Si l'effet ne se produit pas douze à quinze heures après, le lendemain on en prescrira une et même trois ; mais une fois l'effet produit, on redescendra à une et on continuera ainsi pendant huit jours, au bout desquels on les suspendra pour voir si l'effet se produit spontanément. Dans le cas contraire, on reprend l'usage des pilules pendant deux ou trois jours, puis on les suspendra de nouveau pour les reprendre encore en cas de besoin, et ainsi de suite jusqu'à guérison.

Ces pilules s'emploient surtout dans les

constipations nerveuses (hystérie, hypochondrie, etc.).

TRAITEMENT DE LA CONSTIPATION CHEZ LES ENFANTS (Smith).

Follicules de séné.....	2 parties.
Racine de réglisse.....	2 —
Poudre de fenouil.....	1 —
Soufre lavé...........	1 —
Sucre de lait.........	6 —

A la dose d'une demi cuillerée à café dans un peu de lait. Le Dr Smith emploie aussi le mélange suivant (un quart de cuillerée après chaque tetée).

Huile de foie de morue.....	2 parties,
Eau de chaux...............	ãã
Sirop de lacto-phosphate de chaux..................	ãã

M.

PAQUETS CONTRE LA CONSTIPATION OPINIATRE (G. Sée).

Calomel	30 centigr.
Poudre de racine de jalap......	60 centigr.

Mêlez et divisez en 6 paquets; les prendre d'heure en heure.

MÉLANGE CONTRE LA CONSTIPATION DES PHTHISIQUES (Serrand).

Magnésie calcinée...	2 à 4 grammes.
Manne en larmes...	30 à 40 —

A donner dans une tasse de thé.

CONTUSIONS.

TRAITEMENT DES CONTUSIONS EN GÉNÉRAL.

Eau......................	1000 gr.
Chlorure d'ammonium......	60 —

CONVULSIONS,

TRAITEMENT DES CONVULSIONS CHEZ LES ENFANTS (J. Simon).

(Leçon faite à l'hôpital des enfants malades par M. Jules Simon, et publiée par le moniteur thérapeutique).

Dès qu'un enfant est nerveux, il faut l'isoler de la table de famille les jours de fête; il faut surveiller son appareil digestif, on peut même déjà lui administrer du bromure de potassium soit avec du sirop d'écorces d'oranges amères, soit ainsi :

Bromure de potassium...	2 grammes.
Eau de laurier cerise.....	15 —
Éther..................	2 à 3 gouttes.
Eau de fleurs d'oranger..	120 grammes.

On donne le quart de cette potion par jour; après quatre ou cinq jours, on la suspend. L'attaque elle-même tient le plus souvent à une indigestion; on prescrit un lavement purgatif :

Sulfate de soude....	10	grammes.
Follicules de séné...	8	—
Miel de mercuriale..	30	—
Eau...............	150	—

Après cela on prescrit un vomitif, *si la convulsion est déjà passée*, puis on fait respirer de l'éther.

Le rôle du médecin n'est pas fini ; il doit faire demander : 1° un lavement au chloral ; 2° une potion ; 3° un vésicatoire,

Le lavement se prescrit ainsi :

Musc............	15	centigr.
Chloral...........	50	—
Jaune d'œuf n°....	1/2	—
Eau..............	100	grammes.

On donne ce lavement. — Quand ce premier lavement purgatif a évacué l'intestin :

La potion est la suivante :

Bromure de potassium....	1 gr. 50
Eau de fleurs d'oranger....	120 —
Eau de laurier cerise......	15 —
Éther....................	2 à 3 gouttes.
Sirop de codèine..........	5 gr.
Sirop de sucre............	30 gr.

A prendre par cuillerées à café d'heure en heure. Si les convulsions durent et que l'on soit au deuxième jour, on prescrit les bains sinapisés. On répète le bain toutes les 3 ou 4 heures. Après quelques heures, *si l'enfant a uriné*, l'attaque est terminée ; sinon, le traitement doit être continué, car l'attaque peut recommencer; les malades urinent beaucoup comme à la fin d'une crise nerveuse. Si tout n'est pas fini, placez un vésicatoire à la nuque, ne le laissez pas plus de 3 heures, enveloppez les membres inférieurs dans de la ouate, et recouvrez-les d'un large bas.

POTION CONTRE LES CONVULSIONS (West).

Citrate de potasse..	1 gr. 50
Bromure de potassium...........	75 centigr.
Teinture d'aconit..	5 centigr.
Teinture chloroformique..........	1 —
Sirop de mûres.....	20 gramme.
Eau distillée.......	30 —

M. s. a. — Une cuillerée à dessert toutes les quatre heures pour un enfant d'un an.

COQUELUCHE.

POUDRE CONTRE LA COQUELUCHE (Marcad).

Poudre de réglisse............	4 grammes
— de belladone..........	3 —
— de scille..............	3 —
— gomme ammoniaque...	3 —
— Kermès minéral.......	3 —

M. et divisez en 24 paquets.

1 ou 2 paquets par jour, à administrer ave prudence par quarts de paquet.

TRAITEMENT DE LA COQUELUCHE PAR LA TEINTURE DE DROSERA (Constantin Paul).

Teinture de drosera.....	1 gr. 50
Julep gommeux.........	120 —

Le Dr Constantin Paul a employé la teinture de drosera à la dose de 1 gr. 50 par jou et a obtenu chez divers malades une sensibl amélioration.

SIROP CONTRE LA COQUELUCHE (N. Gueneau de Mussy).

Sirop de fleurs d'oranger..	45 gr.
— de codéine.........	30 —
— de belladone.......	30 —
— d'éther............	15 —
Eau de laurier cerise.....	6 —
Bromure de potassium...	2 à 3 —

M. s. a.

5 à 6 cuillerées à café par jour.

POTION CONTRE LA COQUELUCHE (Aymérich).

Bromure de potassium....	3 à 4 grammes.
Acide phénique cristallisé.	15 à 20 centig.
Sirop de citron..........	Q. s.
Véhicule.................	200 grammes.

A prendre toutes les deux heures par grande ou petite cuillerée suivant l'âge du malade. Fumigations de goudron dans la chambre du malade.

POTION CONTRE LA COQUELUCHE (Tordeus).

Benzoate de soude.......	10	grammes.
Eau distillée............	20	—
Sirop de fleurs d'oranger.	30	—

A prendre par cuillerées à café toutes les heures.

Cette dose quotidienne a été appliquée à des enfants dont l'âge a varié de 20 mois à 3 ans.

TRAITEMENT DE LA COQUELUCHE (Jules Simon).

Repos au lit ; applications de bottes d'ouate, de révulsifs. Potion suivante :

Teinture de belladone....	10	gouttes.
Alcoolature de racine d'aconit..................	10	—
Eau de laurier cerise....	10	grammes.
Eau de tilleul............	60	—
Eau de fleurs d'oranger...	10	—
Sirop de lactucarium.....	30	— M.

Jules Simon administre cette potion dans la première période de la maladie.

Dans la deuxième, il prescrit un vomitif trois fois par semaine, de plus il fait prendre matin et soir 10 gouttes, puis 20 ou 30 d'une mixture à parties égales d'aconit et de belladone, en donnant à l'enfant un peu de café noir pour combattre l'action toxique du médicament et diminuer les vomisssements.

Dans la troisième période, M. Jules Simon associe la belladone aux toniques (quinquina et huile de foie de morue).

CORRIGAN (maladie de) (G. Sée).

Iodure potassique.	15 grammes.
Sirop d'écorces d'oranges amères.	300 —

Prendre trois cuillerées à bouche par jour de ce sirop.

CORYZA.

MIXTURE CONTRE LE CORYZA

Acide phénique cristallisé......	5	grammes.
Alcool rectifié..................	15	—
Liqueur ammoniacale caustique	5	—
Eau distillée...................	10	—

Mêlez dans un flacon à l'émeri. On fait tomber quelques gouttes de cette mixture sur une feuille de papier buvard, et on respire, à distance, par le nez et par la bouche les vapeurs qui s'en dégagent. Cette exhalation est recommandée au début du coryza.

Traitement du coryza des nouveau-nés (Depaul).

Le traitement symptomatique consiste à favoriser par tous les moyens possibles l'alimentation et à prévenir les troubles respiratoires. Pour faciliter la respiration, on débarrasse les fosses nasales des mucosités et des croûtes, au moyen d'injections d'eau de guimauve et de graine de lin, en introduisant dans le nez de l'huile un peu dégourdie. — Le traitement curatif consiste dans des applications locales. astringentes ou caustiques : Injections de solution de nitrate d'argent (Rilliet et Barthez), d'alun, de sulfate de zinc, de borax. On peut aussi insuffler des poudres astringentes. Une hygiène bien entendue est très favorable pour prévenir l'apparition du coryza chez le nouveau-né.

POUDRE CONTRE LE CORYZA (Yvon).

Sous-nitrate de bismuth.......	20 grammes.
Poudre de benjoin...........	10 —
Tannin	4 —
Chlorhydrate de morphine......	10 centigr.

F. s. a. — Une poudre à priser au début du coryza.

COUPEROSE.

LOTION CONTRE LA COUPEROSE (H. Clairet).

Soufre........................	15 à 30. gr.
Alcool camphré.............	15 à 30 gr.
Eau de roses................	100 grammes.
Eau distillée................	150 —

Matin et soir on passe une éponge imbibée de cette lotion, sur les parties malades ; le soufre se dépose sur la peau, et lorsque le malade veut sortir, avec une brosse très douce, un peu de ouate, il enlève le soufre resté adhérent, puis se lave avec de l'eau chaude.

POMMADE CONTRE LA COUPEROSE (Hardy).

Proto-iodure de mercure.....	1 gr. à 1 gr, 50
Axonge	30 —

TRAITEMENT DE LA COUPEROSE (Rochard).

Iodo-chlorure de mercure.....	15 à 20 centigr.
Axonge.......	30 grammes.

Faire des frictions pendant trois jours. Il en résulte une congestion très intense, une inflammation qui détermine de la suppuration; la peau se recouvre de croûtes jaunâtres, et après quelques jours, quand l'inflammation a cessé, on recommence le même traitement.

CYSTITE.

TRAITEMENT DE LA CYSTITE CHRONIQUE (Thoraton).

Quinine......................	1 gramme.
Eau distillée................	300 —

Acide sulfurique q s. pour dissoudre.

100 gr. en injection intra-vésicale, précédée d'une injection de 120 gr. d'eau tiède.

POTION CONTRE LA CYSTITE CHRONIQUE (Gosselin)

Acide benzoïque.........	1 à 3 grammes.
Glycérine neutre........	4 à 6 —
Julep gommeux.........	150 —

F. S. A. — Une potion à donner par cuillerées dans le cas de cystite du col, pour empêcher l'urine d'exhaler une odeur ammoniacale. — On commencera par 1 gr. d'acide benzoïque pour arriver rapidement à 3 et 4 gr. par jour.

MIXTURE CONTRE LA CYSTITE CHRONIQUE (Thompson.)

Feuille de busserole (uva ursi)	50 à 60 gr.
Racines de péreira brava.....	50 à 60 gr.

Faites bouillir dans un litre et demi d'eau et réduisez à un litre, filtrez : 60 à 90 grammes à prendre de 4 à 5 fois par jour; on peut y ajouter après refroidissement de la teinture de bucco.

TRAITEMENT DU CATARRHE VÉSICAL DE LA CYSTITE CHRONIQUE PAR L'ACIDE LACTIQUE (Deecke).

Le Dr Deecke préconise dans cette maladie l'acide lactique, il prétend que de tous les acides, c'est celui qui lui a donné les meilleurs résultats.

Voici comment il l'emploie :

Acide lactique.	1 à 2 grammes.
Eau sucrée....	q. s.

Faites dissoudre. A prendre trois fois par jour.

On peut remplacer l'eau sucrée par du lait de beurre ou par une infusion amère.

L'acide lactique se retrouve dans l'urine dès qu'il en a été ingéré 3 ou 4 grammes ; il en arrête rapidement la décomposition ammoniacale dans la vessie aussi bien qu'en dehors de cet organe, dissout les sels qui y abondent, détruit les végétaux microscopiques qui s'y développent, et par conséquent, agit efficacement sur le catarrhe de la cystite chronique.

TRAITEMENT DE LA CYSTITE PAR LA QUININE (Simmons).

Le Dr Simmons regarde la quinine comme un sédatif du col de la vessie : d'après Kerner, 70 0/0 s'en éliminent par les reins ; elle réussit très bien aussi lorsqu'elle est injectée directement dans la vessie ; l'auteur cite le cas d'un homme atteint de cystite depuis longtemps, auquel il prescrivit 60 centigr. de sulfate de quinine trois fois par jour ; dès le second jour, il y avait amélioration, et la guérison était complète au bout de douze jours.

TRAITEMENT DE LA CYSTITE CATARRHALE

Un moyen de premier ordre consiste dans la pratique des injections à crande eau que l'on effectue à l'aide d'une sonde à double courant. On emploie à cet effet l'eau froide ou l'eau chaude. L'eau froide est indiquée dans les cas d'atonie vésicale, en vue de tonifier les fibres musculaires. L'eau chaude convient, au contraire, lorsque la vessie est le siège d'une sensibilité exagérée. Cette balnéation de la vessie doit être répétée, selon le besoin, tous les jours, ou tous les deux jours. On arrive ainsi à nettoyer le réservoir urinaire, et à modifier la muqueuse d'une façon avantageuse.

Dans ce dernier objet, diverses substances ont été utilisées. C'est ainsi qu'on a conseillé des injections effectuées avec une décoction de feuilles de noyer, d'écorces de chêne, avec de l'eau blanche, avec le goudron. Ces dernières peuvent être tenues parmi les meilleures.

Il est une autre série de modificateurs, dont l'action est plus énergique. Dans cette série se rangent les injections ayant pour principes actifs, l'alun, le sulfate de cuivre, le nitrate d'argent. Cette dernière substance doit être employée avec de grands ménagements. Il convient de ne guère dépasser la dose de 0,05 à 0,10 centigrammes par injection de 250 grammes. Cette médication substitutive doit être attentivement surveillée. Il faut, en effet, savoir s'arrêter à propos, car il pourrait devenir dangereux de dépasser le but que l'on se propose.

Il va de soi que, à l'état aigu, la cystite commande l'emploi des moyens antiphlogistiques.

Dans la période subaiguë, et surtout lorsqu'elle est passée à l'état chronique, cette affection est efficacement combattue par l'usage interne des balsamiques et par l'application de la méthode révulsive. A ce dernier point de vue il convient de se garder de recourir aux vésicatoires. Ils n'ont que trop souvent tendance à exercer une action nuisible sur un organe qui a bien plus besoin de sédation que d'excitation. Il faut exclure les vésicatoires du traitement de la cystite. Cette proscription est d'autant plus légitime, qu'il existe des dérivatifs non moins puissants, et qni ont pour avantage de n'exercer sur la vessie aucune action nocive.

Parmi ces agents, il faut citer la teinture d'iode, utilisée en badigeonnages sur la région hypogastrique. Ce modificateur, si bénin dans son essence, agit quelquefois très promptement et très sûrement chez certains sujets, surtout chez les femmes.

Il est un autre révulsif très puissant, en même temps que très inoffensif ; c'est l'huile de croton. On ne peut en dire autant de la pommade stibiée, que Civiale conseille avec instance; Les frictions doivent être effectuées soit à l'hypogastre, soit à la région sacrée.

Dans les cas graves, il convient de recourir à la cautérisation ponctuée ignée.

Lorsque, chez une femme atteinte de cystite la guérison ne peut être obtenue par les traitements les plus divers et les plus rationnels, employés à l'adresse de l'affection vésicale, il faut songer à une lésion quelconque de l'utérus. C'est en dirigeant de ce côté les efforts de la thérapeutique que l'on peut arriver à un résultat favorable, en mettant en pratique le si judicieux précepte : sublita causa, tollitur effectus.

DARTRE.

TRAITEMENT DE LA DARTRE (Malcom Morris).

Thymol ou menthol....	4	gr.
Chloroforme............	8	—
Huile d'olive...........	24	—

En onctions ou frictions.

DÉLIRIUM TREMENS.

Le remède préconisé par le Dr Luton contre le délirium tremens est la noix vomique, ou ses préparations où le sulfate de strychnine. Il insiste pour qu'on administre des doses élevées. S'il prescrit la sulfate de strychnine sous forme d'injections hypodermiques, il en injecte un demi centigramme à la fois et renouvelle l'injection trois fois dans la journée, s'il donne les sels de strychnine à l'intérieur il fait prendre jusqu'à trois centigramme de sulfate strychnine en plusieurs fois dans la journée, ou bien 15 ou 20 centigrammes d'extrait de noix vomique ou bien de 4 à 8 grammes de la teinture alcoolique de cette même substance. Le Dr Luton émet l'avis que les doses insuffisantes ne produisent que des résultats douteux et que celles qu'il recommande arrivent à peine à la limite des contractions tétaniques les plus superficielles.

DENTIFRICES.

EAU DENTIFRICE AU CHLOROFORME (Schaffer).

Chloroforme...............	5 à 10 gram.
Essence de menthe.........	5 à 10 goutt.
Alcool de vin..............	100 grammes.

Dans les hémorrhagies consécutives à l'extraction des dents l'auteur pratique un lavage de l'alvéole avec le chloroforme. Les bons résultats qu'il a obtenus avec cet agent dans divers cas l'ont amené à l'employer sous forme d'eau dentifrice, comme désinfectant, fortifiant dans les différentes formes de nécrose des dents et des gencives et d'hypéresthésie dentaire.

EAU DENTIFRICE (Th. Anger)

Teinture de cochlœaria. Teinture de quinquina .	ää parties égales.

10 gouttes dans un demi verre d'eau ; se laver préalablement les dents avec du savon blanc.

POUDRE DENTIFRICE (Pelletier).

Corail préparé.............	30 grammes.
Laque carminée...........	50 centigr.
Sulfate de quinine.........	20 —
Essence de menthe........	6 gouttes.

M.S.A.

POUDRE DENTIFRICE (Mialhe).

Sucre de lait...............	1000 parties.
Gomme laque................	10 —
Tannin pulv................	15 —
Essence de menthe. Essence d'anis..... Essence de néroli..	ää q s.

M.-S.-A.

POUDRE DENTIFRICE POUR NETTOYER LES DENTS NOIRCIES PAR LES PRÉPARATIONS FERRUGINEUSES.

Poudre de quinquina.......	10 grammes
Poudre de tannin...........	10 —
Poudre de charbon végétal.	10 —
Essence de girofle.........	5 gouttes.

M. — On mouille une brosse douce, on la trempe dans la poudre, on frotte les dents, on ave la bouche avec de l'eau additionnée de quelques gouttes d'eau de Botot.

MIXTURE DENTIFRICE (Jules Simon).

Pour prévenir le développement d'une stomatite mercurielle dans le cours de la médication antisyphilitique, M. Jules Simon recommande aux malades de se rincer les dents et de se gargariser, soir et matin et après chaque repas, avec de l'eau chaude chargée de la mixture suivante :

Eau de Botot artificielle..	200	grammes.
Alcoolature de cochléaria.	10	—
Teinture de quinquina...	8	—
Teinture de cachou......	4	—
Teinture de benjoin......	2	—

Si, malgré ces soins, un peu de stomatite se déclarait, on trouverait dans le chlorate de potasse un remède certain; on prescrirait alors à l'intérieur une potion contenant 4 grammes de chlorate de potasse, et en même temps un collutoire avec 10 grammes de chlorate pour 30 grammes de glycérine.

DIABÈTE.

TRAITEMENT DU DIABÈTE (Dumoulin).

D'après l'auteur, le traitement doit s'appliquer à combattre activement la désassimilation organique, le mouvement dénutritif qui marchent parfois avec une effrayante rapidité. Les anapletiques, préconisés par Bouchardat, la suppression des aliments sucrés et féculents, l'huile de foie de morue, le café et le thé sans sucre ; l'exercice au soleil, au grand air, les vêtements chauds, la suppression des excès, doivent former la base de la thérapeutique hygiénique du diabète. Le chlorure de sodium rend également de grands services et peut même enrayer la marche du diabète, quand il n'est pas très avancé ; le sucre diminue dans les urines, bien que le malade mange des féculents, ce qui prouve que le sel agit sur l'espèce morbide elle même. Le traitement par les bains de mer est plutôt nuisible qu'utile. Les eaux de Salins-les-Bains sont, au contraire, très utiles dans le diabète et avec un traitement bien dirigé peuvent opérer des guérison remarquables.

DIARRHÉE.

TRAITEMENT DE LA DIARRHÉE PAR L'OXYDE DE ZINC (Bonamy).

Oxyde de zinc...............	3 gr. 50 c.
Bicarbonate de soude.......	50 centigr.

4 paquets à prendre dans les 24 heures.

TRAITEMENT DE LA DIARRHÉE INFANTILE (Parrot).

M. Parrot pour les très jeunes enfants prescrit, s'il y a de la fièvre, de faire vomir : si la langue est sale, en administrant 5 à 10 gr. de sirop d'ipéca ou en donnant 5 gr. d'huile de ricin; si les matières fécales sont muqueuses, il formule de plus :

Sirop de consoude.........	50	grammes.
Eau de chaux..............	50	—
Sous-nitrate de bismuth....	3	—

6 ou 8 fois dans les 24 heures, une cuillerée à café avant de présenter le sein, dans le cas de diarrhée verte.

TRAITEMENT DE LA DIARRHÉE INFANTILE (West)

Eau de chaux..............	20	grammes.
Eau de menthe.............	40	—
Sirop de cachou...........	25	—
Laudanum de sydenham...	1	goutte.

Mêlez. — Une cuillerée à café toutes les heures.

DIARRHÉE.

POTION CONTRE LA DIARRHÉE INFANTILE (Demme).

Cognac............	2 à 5 grammes.
Créosote...........	1 centigramme.
Gomme de goudron.	1 à 5 grammes.
Eau distillée.......	50 grammes.

A donner toutes les vingt-quatre heures entre les tétées. Chez les enfants très jeunes, la quantité d'alcool, d'abord de 2 grammes, sera portée progressivement à 5 grammes. Le but de cette potion est de stimuler la nutrition et d'empêcher la formation trop abondante des microsporus qui encombrent les glandes intestinales.

POTION ANTIDIARRHÉIQUE (Dujardin-Beaumetz).

Laudanum de sydenham.	10	gouttes.
Sous-nitrate de bismuth.	10	grammes.
Eau de menthe..........	10	—
Eau de laitue...........	70	—
Sirop de ratanhia.......	30	—

TRAITEMENT DE LA DIARRHÉE DES ENFANTS PAR LA POUDRE DE CHARBON (J. Guérin).

Chez les enfants appartenant aux familles aisées, M. Guérin fait mêler au lait du biberon une certaine quantité de charbon de Belloc, une demi-cuillerée à café seulement par biberon; — lorsqu'il a affaire à des enfants de la classe ouvrière, il remplace la poudre de Belloc, par de la braise pilée, très fine, comme de la farine. Cette poudre se mêle aisément au lait et les enfants boivent ce mélange comme si le lait n'était pas additionné. En très peu de temps, quelquefois dès le premier jour, les gardes-robes changent de consistance et d'odeur; de vertes qu'elles étaient, elles redeviennent jaune noirâtre.

En même temps qu'il fait cette addition, il fait couper le lait avec un peu d'eau sucrée, les enfants le prennent sans répugnance et ne vomissent pas. Il a vu fréquemment des enfants, épuisés par sept ou huit jours d'une diarrhée incoercible, reprendre en deux ou trois jours l'expression de la santé.

TRAITEMENT DE LA DIARRHÉE CHEZ LES VIEILLARDS (Guibout).

Vin de colombo............
Vin de quassia amara..... } ãã.
Vin de monœsia..........
Vin d'absinthe............

On peut en donner une grande cuillerée de trois heures en trois heures.

DIPHTHÉRIE.

TRAITEMENT DE LA DIPHTHÉRIE PAR LES INHALATIONS D'ACIDE PHÉNIQUE (Steiffert).

Ce traitement consiste à placer au-devant de la bouche, dans un petit appareil analogue aux respirateurs assez à la mode en Angleterre, une éponge chargée d'une solution d'acide phénique dans l'eau au centième ou aux deux centièmes.

L'éponge est maintenue au-devant des narines et de la bouche par une sorte de petite grille métallique de façon à ce que la respiration ne puisse se faire qu'à travers l'éponge. Les inhalations sont répétées toutes les deux heures et doivent durer une demi-heure environ.

Vingt-quatre heures après qu'on les a commencées, les membranes se détachent aisément et sont rejetées ou avalées, et elles ne reviennent plus que minces et transparentes; et peu après elles disparaissent. Au bout de trois jours la muqueuse reprend son aspect normal. La douleur diminue à chaque inhalation. Si les enfants sont suffisamment âgés, on les fait gargariser avec une infusion de camomille chaude pour aider à la chute des fausses membranes.

On peut aussi dans ce cas faire quelques gargarismes de solution faible d'acide phénique.

TRAITEMENT DU CROUP.

(1) Phénol

Acide phénique...........	9	grammes.
Camphre.................	25	—
Alcool..................	1	—

(Etendre de partie égale d'huile d'amandes douces). — M. Perati fait des badigeonnages toutes les deux heures le jour, toutes les 3 heures la nuit; puis, ces badigeonnages sont espacés après quelques jours de 3, 4 et 5 heures, suivant le degré d'amélioration de la maladie. Ces badigeonnages sont faits sur toute l'étendue des fausses membranes et chez les enfants indociles, le pinceau est placé en plein au fond de la gorge. Inutile d'ajouter que le pinceau est au préalable égoutté, la mixture a un goût extrêmement désagréable auquel le malade s'accoutume vite L'auteur aurait obtenu de nombreux succès avec ce mode de traitement.

(Redenbacher).

(2) Bromure de potassium..	4 grammes.
Brome..................	30 centigr.
Sirop simple.............	30 grammes.
décoction d'athœa.........	120 —

M. Redenbacher fit prendre cette potion par cuillerée à soupe toute les deux heures à deux enfants de 6 à 7 ans très gravement atteintes ; l'effet fut des plus remarquables ; du jour au lendemain la respiration devient meilleure, plus facile, moins étranglée, la toux moins rauque et la voix plus claire; des fausses membranes furent expulsées ; en quelques jours la guérison était assurée. L'auteur conseille de réduire la dose de brôme à un décigr. pour les enfants de 1 an; de 1 à 4 ans on donnerait 2 décigr.

TRAITEMENT DU CROUP (Thibon).

Sulfate de cuivre.....	40 centigr.
Eau................	60 grammes. M.

Une cuillerée à café toutes les dix minutes, jusqu'à vomissement ; puis toutes les heures, puis toutes les demi-heures. Dans l'intervalle, on donne de l'infusion de camomille.

TRAITEMENT DU CROUP PAR L'ACIDE TARTRIQUE (Vidal).

Acide tartrique.........	10	grammes.
Glycérine...............	15	—
Eau distillée de menthe.	25	—

L'acide tartrique agit sur la fausse membrane, qu'il transforme en une masse gélatineuse et favorise son expulsion. On doit faire des badigeonnages toutes les trois heures environ, et les faire suivre quelques temps après d'une application de jus de citron.

INJECTIONS DE COALTAR DANS LA DIPHTHÉRIE (Bouchut).

Voici comment l'auteur procède : on se sert généralement de l'émulsion au vingtième qui remplit parfaitement toutes les indications. Aucun instrument spécial n'est nécessaire pour faire ces injections; on peut se servir indifféremment de toute espèce d'irrigateurs; à l'hôpital on se sert d'une seringue à hydrocèle. On opère de la façon suivante : on tient la tête du malade inclinée au-dessus d'une cuvette; on lui fait ouvrir modérément la bouche et on lance le jet. Il faut avoir soin de le lancer avec une certaine force pour détacher plus facilement les fausses membranes. Pour éviter le refroidissement du malade qui serait très nuisible, on doit le revêtir d'une cuirasse de coton que l'on renouvelle dès qu'elle est mouillée. Les accidents de suffocation ne sont pas à craindre. Le nombre d'injections doit varier suivant la gravité de l'angine. Dans les cas graves on pratique les injections toutes les heures; dans les cas de moyenne intensité, toutes les deux heures enfin dans les cas peu graves de trois en trois heures.

M. Bouchut prescrit généralement un traitement interne qui débute par un vomitif.

Une potion est ensuite administrée contenant :

Cognac............	60 grammes.
Salicylate de soude.	3 —

Le vomitif est renouvelé si cela paraît nécessaire.

TRAITEMENT DE LA DIPHTÉRIE.

Le Dr Camilleau traite la diphthérie de l façon suivante : il donne de trois en trois heures une cuillerée à dessert de cette potion :

Bioxalate de potasse............	2	gram.
Infusion de thé vert............	120	—
Sirop d'écorces d'oranges amères.	30	—

En outre, toutes les heures, il fait prendre une tasse de tisane préparée avec :

Feuilles d'oseille...	250	grammes.
Pointes de ronces...	50	—
Eau bouillante.....	1000	—
Miel commun......	q. s.	

On pourrait employer et préparer des feuilles d'oseille séchées, quand la saison ne permet pas d'utiliser la plante fraîche.

Dès le début de la maladie, M. Camilleau donne un vomitif additionné de chlorhydrate de pilocarpine. La pilocarpine a été beaucoup vantée récemment dans le traitement de la diphthérie, mais M. Camilleau employait déjà depuis un an le jaborandi, que le Dr Guichard fils, d'Angers avait essayé dans cette même maladie dès l'année 1878.

M. Camilleau formule ainsi son vomitif :

Sirop d'ipéca...............	45 grammes.
Poudre d'ipéca.............	1 —
Chlorhydrate de pilocarpine.	0 gr. 05 cent.
Eau distillée...............	30 grammes.

Il est important de faire d'abord dissoudre

les cristaux de pilocarpine dans l'eau distillée.

Il faut faire prendre cette potion en deux fois en une heure de distance pour un adulte, en quatre fois pour un adolescent et en six fois, toujours d'heure en heure, pour un petit enfant. Dans l'intervalle, on pourra donner du café noir ou de la tisane.

Cette potion provoque surtout des nausées suivies d'abondantes expectorations plutôt que des vomissements complets; on comprend qu'après la sialorrhée établie par l'alcaloïde du jaborandi entraîne les pseudo-membranes.

En attendant M. Camilleau badigeonne toute la partie antérieure du cou avec de la teinture d'iode et répète ce badigeonnage deux fois par jour. C'est après cela qu'il donne les préparations oxaliques dans le but de détruire les microbes générateurs de la diphthérie.

Lorsqu'une angine toxique envahit rapidement la gorge, M. Camilleau enlève avec l'amygdalotome une ou les deux amygdales et il dit avoir réussi dans les trois cas qui se sont présentés à lui. Il insiste en terminant sur la nécessité d'un régime reconstituant.

TRAITEMENT DES DOULEURS OVARIQUES PAR LES INJECTIONS HYPODERMIQUES D'EAU DISTILLÉE (Seeligmüller).

Le Dr Seeligmüller commence par établir

que les douleurs ovariques qui jouent un si grand rôle dans les phenomènes nerveux de l'hystérie, ont un traitement si peu satisfaisant qu'on est même arrivé à proposer l'ablation de ces organes. Sans poursuivre cet ordre d'idées, il rapporte deux observations dans lesquelles il employa la morphine à des doses très élevées et à laquelle il substitua deux injections hypodermiques d'eau qui produisirent plus de soulagement et moins d'accidents cérébraux ; il recommande l'injection de 3/4 de gramme d'eau bouillie ou distillée, acidulée avec un peu d'acide acétique ou d'acide phénique, et pratique les injections soit au niveau de l'ovaire malade, soit du côté opposé ; il attribue les heureux effets qui en sont la conséquence à une sorte de révulsion.

TRAITEMENT DE LA DYSENTERIE.

Henry Colley Marchs dit que dans les dysenteries ordinaires des adultes avec épreintes, ténesme, garde-robes fréquentes et s'accompagnant de mucus sanguinolent sans matières fécales proprement dites, le meilleur traitement consiste à donner une solution de bichlorure de mercure. En quelques heures le ténesme cesse, et au bout de deux ou trois jours les selles prennent un bon aspect.

DYSENTÉRIE.

TRAITEMENT DE LA DYSENTÉRIE (Michaïlov).

Le Dr Michaïlov, qui depuis longtemps traite la dysentérie par les lavements d'eau froide, insiste de nouveau sur les bons effets de cette médication. Il est rare que chez les enfants surtout, elle n'arrête pas la maladie au bout de huit à dix jours au plus. A chaque lavement, on ajoute de la glace et de la craie pilées dans un mortier. Il faut pour un adulte deux verres du mélange ainsi préparé (la moitié pour les enfants); puis on le place dans un entonnoir de verre et on ajoute de l'eau jusqu'à dilatation. Pour introduire dans l'intestin, on place à l'extrémité de l'entonnoir un tube de caoutchouc que l'on enfonce de cinq centimètres dans le rectum ; il faut, pour que l'introduction soit complète, de une heure à une heure et demie. Un nouveau lavement est donné au bout de deux heures.

TRAITEMENT DE LA DYSENTÉRIE (Defize).

Chlorate de potasse.....	4 grammes.	
Décoction de quinquina.	200 —	M.

A prendre dans les vingt-quatre heures.

TRAITEMENT DE LA DYSENTÉRIE.

Un léger purgatif d'abord, puis le chloral combiné au chlorate de potasse; le chloral seul après dans du gruau d'orge, soit par la bouche (1 à 3 grammes par jour pour un adulte), soit en lavement (10 grammes dans 2 litres de gruau pour dix lavements).

DYSMÉNORRHÉE.

TRAITEMENT DE LA DYSMÉNORRHÉE RHUMATISMALE (Davis).

Le professeur Davis admet qu'il existe une dysménorrhée rhumatismale ; il recommande dans ce cas des vêtements chauds, une nourriture facilement digestible, l'abstinence de boissons stimulantes, et un bain alcalin chaud une ou deux fois par semaine ; à sa suite, frictions de tout le corps avec de la flanelle sèche. Lorsqu'il il y a de la douleur il prescrit la potion suivante :

Teinture de cimicifuge...	100	grammes.
Teinture de stramoine...	15	—
Vin de colchique........	15	—

4 grammes de ce mélange dans l'eau à chaque fois. Le seul traitement interne indiqué contre cette dysménorrhée est le traitement des affections rhumatoïdes. Quand le colchique n'est pas bien supporté, on abaissera la dose ; dans les violentes douleurs dysménorrhéiques accompagnées de douleurs ovariennes correspondantes, Davis donne :

Chlorhydrate d'ammoniaque	100	grammes.
Teinture de stramoine.....	15	—
Teinture de cimicifuge.....	15	—
Sirop de réglise...........	60	—

1 cuillerée à café trois fois par jour.

DYSPEPSIE.

ÉLIXIR ANTIDYSPEPTIQUE (Dujardin-Beaumetz).

Dextrine.............	10	grammes.
Rhum................	20	—
Sirop de sucre........	60	—
Eau.................	120	—

M. Dujardin-Beaumetz emploie cet élixir dans les cas où l'indication à remplir est de favoriser la sécrétion du suc gastrique et d'introduire les substances peptogènes dans l'estomac. Cet élixir a un goût agréable, il rend de bons services dans la cure de la dyspepsie ataxique et putride.

MIXTURE CONTRE LA DYSPEPSIE DES ENFANTS (Caradec fils).

Teinture de quinquina.....	20	gr.
— de gentiane......	5	—
— de cascarille.....	5	—
— de benjoin.......	2	—
— de noix vomique.	1	— M.s.a.

Vingt gouttes avant chaque repas dans un peu de camomille.

POTION ANTIDYSPEPTIQUE.

Bicarbonate de soude pulvérisé........	20 à 50 centigr.
Eau distillée........	40 grammes.
Sirop simple........	10 —

F. s. a. Une cuillerée à entremets toutes les deux heures aux jeunes enfants qui ont de la dyspepsie acide, comme cela arrive souvent lorsqu'ils ne sont point nourris au sein.

Autre formule.

Acide chlorhydrique dilué.	10 gouttes.
Sirop simple.............	10 grammes.
Eau distillée.............	80 — M.

Dans la dyspepsie avec alcalescence qui prédomine, on donne aux jeunes enfants une cuillerée à café de cette potion.

TRAITEMENT DE LA DYSPEPSIE DES TUBERCULEUX (Michel Peter).

1° Prendre à la fin de chaque repas 3 gouttes d'acide chlorhydrique dans trois cuillerées d'eau.

2° S'il y a des vomissements, prendre avant le repas une goutte de laudanum ou 1 milligr.

de chlorhydrate de morphine dans un peu d'eau.

3° S'il y a gastralgie, appliquer à l'épigastre un petit vésicatoire volant.

PILULES CONTRE LA DYSPEPSIE DES PHTHYSIQUES (Fonssagrives).

Extrait alcoolique de noix vomique. 1 cent.
Extrait de gentiane............... 10 —

Mêlez. — Pour 1 pilule.

1 ou 2 par jour jusqu'à ce que l'appétit soit suffisant.

Autre formule.

Teinture alcoolique de nux vomica. 5 gouttes
Extrait sec de quinquina......... 2 gr.
Sirop d'écorces d'oranges amères. 45 —
Vin de Bordeaux............... 150 —

A prendre en deux ou trois fois au moment des repas.

TRAITEMENT DE LA DYSPEPSIE PAR LE CHLOROFORME (Wils).

Dans cette forme de dyspepsie, qui s'accompagne d'une sorte de fermentation des aliments et d'un rapide dégagement de gaz après les repas, aucun remède, dit l'auteur, n'agit plus efficacement que le chloroforme à la dose de 15 à 20 gouttes dans un peu d'eau sucrée. Au bout de quelques minutes, les gaz sont expulsés de l'estomac et la fermentation est arrêtée.

TRAITEMENT DE L'ATONIE GASTRO-INTESTINALE
(G. Sée.)

1° Substances absorbantes ; craie ou phosphate calcaire avec une poudre amère comme le colombo selon la formule suivante :

Craie lavée............	30 grammes.
Magnésie calcinée.....	30 —
Poudre de Colombo....	2 —
Poudre de vanille.....	1 —

A prendre dans une demi-cuillerée à café avant chaque repas.

2° Purgatif salin de temps à autre.

3° Teinture de noix vomique, 5 à 10 gouttes, à prendre dans une cuillerée de café noir ou de liqueur, à la fin du repas, ou bien 20 centigrammes de fève de calabar, ou bien encore :

Vin de gentiane........	300 grammes.
Vin de rhubarbe........	100 —
Alcoolature de racines d'aconit.............	3 —
Essence d'anis..........	1 —

Une grande cuillerée à la fin du repas.

4° L'arsenic sous forme de gouttes de Fowler (à chaque repas), réussit parfois.

5° Douches sulfureuses chaudes, plus tard, l'hydrothérapie.

6° Saison thermale à Plombières.

7° L'électricité constitue un des plus puissants moyens de traitement de l'atonie, soit en tant que faradisation des ligaments de l'épigastre, soit comme courants continus, on applique le pôle anode sur l'épigastre, l'autre sur la colonne vertébrale.

DYSPNÉE.

POTION CONTRE LA DYSPNÉE CARDIAQUE (G. Sée).

Iodure potassique.......	2	grammes
Chloral hydraté.........	4	—
Julep gommeux..........	120	—

A prendre de deux heures en deux heures dans la journée.

POTION CONTRE LA DYSPNÉE.

Extrait d'opium.......	10 centigr.	
Extrait de belladone...	10 —	
Sirop de tolu..........	100 gr.	M.

1 cuillerée à café toutes les heures.

ÉCLAMPSIE

Le Dr Chantreuil préconise dans les attaques d'éclampsie les lavements de chloral ; ils paraissent, selon lui, être d'une influence incontestable dans ces attaques.

TRAITEMENT DE L'ÉCLAMPSIE PUERPÉRALE.

Le Dr Dumolard considère le bromure de potassium comme un moyen héroïque dans l'éclampsie. Quand il est appelé auprès d'une femme éclamptique, il lui fait prendre d'un coup 4 à 6 grammes de bromure de potassium en solution dans un verre d'eau ou dans du sirop d'écorces d'oranges; et, selon lui, une demi heure ou trois quarts d'heure après, les convulsions cessent pour ne plus reparaître. S'il y a des vomissements ou du coma, et si, par conséquent, les malades ne peuvent absorber le sel potassique, et si la voie rectal ne se prête pas mieux à son absorption. M. Dumolard soumet ses malades au chloroforme, et sous cette influence le cerveau se décongestionne, et c'est alors qu'il tente une nouvelle potion au bromure. Ce sel ne convient pas dans la période convulsive.

ECTHYMA.

TRAITEMENT DE L'ECTHYMA (Vidal).

Régime tonique et reconstituant. Lotions astringentes (feuilles de noyer, etc.), lotions de chloral au 100e ou au 200e. Pas de cataplasmes ni d'émollients. Pansements avec les poudres de quinquina ou de ratanhia. Deux ou trois pansements par jour ne sont pas de trop pour éviter le séjour du pus et les inoculations du voisinage. Dans les cas d'ecthyma ulcéreux, M. Vidal conseille de préférence les poudres et les lotions excitantes avec l'alcool ordinaire, l'alcool camphré et les solutions de chloral. Par dessus tout, M. Vidal se préoccupe d'empêcher les malades de se gratter et de se faire des auto-inoculations. Pour atteindre ce but, il fait d'abord prendre à ses malades un bain sulfureux qui entraîne la chute des croûtes puis il fait laver les parties ulcérées avec une solution de chloral, et termine le pansement en recouvrant la surface malade avec un sparadrap rouge ainsi composé :

Emplâtre diachylon......	25 grammes
Minium................	2 — 5
Cinabre................	1 — 5

Ce sparadrap met les parties ulcérées à l'abdu grattage, les sèches et les cicatrise rapidement.

ECZÉMA.

TRAITEMENT D'UN ECZÉMA TENACE DES PAUPIÈRES ET DE LA LÈVRE SUPÉRIEURE (A. Hardy).

1° Lavage, matin et soir, de la lèvre supérieure et du bord libre des paupières avec une décoction de laitue.

2° Ne pas raser la moustache, la couper aussi courte que possible avec les ciseaux.

3° Après le lavage de la lèvre, la saupoudrer avec le mélange suivant :

Amidon...........	40	grammes.
Oxyde de zinc......	10	—
Camphre...........	1	—

4° Mettre le soir, sur le bord libre des paupières, gros comme un pois de la pommade suivante :

Pommade du régent (du Codex)..	4 gr.
Beurre frais.....................	4 —

5° Prendre tous les trois jours un verre à bordeaux d'eau d'Hunyadi-Janos.

6° S'abstenir de café, liqueurs, poissons et coquillages.

7° Quand l'eczéma deviendra plus sec, prendre matin et soir une cuillerée à bouche de la solution suivante :

Arséniate de soude...	10 centigr.
Eau distillée.........	300 grammes.

En quinze jours, guérison des paupières, amélioration très sensible de la lèvre.

TRAITEMENT DE L'ECZÉMA PAR L'ACIDE BORIQUE (Neumann).

Alcool................	100 grammes.
Acide borique........	3 —
Glycérine.............	16 —
Essence de girofle....	Q. S.

Ailleurs, il emploie sur la toile une pommade composée d'acide borique, de paraffine, de cire et d'huile.

SOLUTION CONTRE L'ECZÉMA DU CUIR CHEVELU (Neumann).

Borax de Venise.......	5 parties.
Alun cristallisé.......	5 —
Glycérine..............	100 —

Badigeonner les parties malades deux fois par jour.

SUPPOSITOIRES CONTRE L'ECZÉMA DU NEZ (Neumann).

Beurre de cacao......	80 centigr.
Tannin pur.........	15 —

Introduire ces suppositoires dans l'orifice nasal. Le tannin peut être remplacé par 15 centigr. d'oxyde de zinc.

TRAITEMENT DE L'ECZÉMA CHRONIQUE (Fournier).

Lorsqu'il surviendra des poussées aiguës, le traitement sera le même que pour l'eczéma aigu. A part ce cas, il faut avoir recours aux excitants locaux, que l'on peut ranger en trois groupes, suivant le degré d'irritation cutanée, légère, moyenne ou violente qu'ils déterminent. Dans le premier groupe figurent le goudron et l'huile de cade, mais à dose bien plus élevée que dans l'eczéma aigu.

Glycérolé d'amidon......	30 grammes.
Goudron ou huile de cade	15 —

On emploie auss quelquefois la teinture d'iode et les pommades mercurielles diverses. Si cela ne réussit pas, on passe aux agents du second groupe, dont le plus actif est le savon noir ou vert de potasse; on en met une trèslégère couche sur un morceau de flanelle, qu'on maintient appliqué, trois ou quatre jours sur les parties malades. Il se produit alors une dermite intense que modéreront des émollients: poudre d'amidon, etc. C'est une méthode active et très douloureuse qu'il ne faut employer que dans les eczémas rebelles.

Enfin, si le savon ne fait rien, on peut, en désespoir de cause, recourir au troisième groupe, dans lequel rentrent les lotions au sublimé et la solution si vantée par Hébra :

Potasse caustique........	1 partie.
Eau distillée..............	2 —

On étend cette solution avec un pinceau sur les surfaces et on les recouvre ensuite de compresses imbibées d'eau fraîche ; il n'est pas nécessaire de l'employer plus de dix à douze jours.

LOTIONS CONTRE L'ECZÉMA ARTHRITIQUE DE LA PAUME DE LA MAIN.

Bicarbonate de soude..	8	grammes.
Bicarbonate de potasse	4	—
Glycérine.............	4 à 20	—
Teinture d'opium.....	8	—
Eau.................	600	—

A employer matin et soir.

LOTIONS CONTRE L'ECZÉMA CAPITIS (Planellas).

Eau de Cologne........	120 grammes.	
Glycérine..............	60 —	
Acide phénique cristallisé..............	4 —	
Borate de soude........	4 —	M.

Lotions matin et soir.

TRAITEMENT DE L'ECZÉMA CHRONIQUE DE NATURE ARTHRITIQUE (E. Vidal).

Glycérolé d'amidon......	30 grammes.	
Tannin.................	2 —	
Calomel................	1 —	M.

Onctions trois fois par jour, puis poudre d'amidon.

ECZÉMA.

TRAITEMENT DE L'ECZÉMA DES ENFANTS (E. Besnier).

1° Détacher les croûtes avec l'huile, les cataplasmes de fécule, les pulvérisations à vapeur.

2° Onctions trois fois par jour avec :

Oléate de zinc...........	5 grammes.	
Axonge...................	50 —	M.

3° Quand l'eczéma amélioré reste stationnaire, faire des lotions avec :

Liniment oléo-calcaire.....	100 grammes.
Liqueur de Van Sweiten...	5 — M.

4° Traitement général tonique. Huile de foie de morue, séjour à la campagne. Eviter les refroidissements.

EMBARRAS GASTRIQUE.

POUDRE STOMACHIQUE.

Noix vomique pulvérisée....	1 gramme.
Quassia amara pulvérisé....	1 —
Rhubarbe de chine pulvér...	3 —

Mêlez et divisez en 20 paquets, 1 paquet avant chacun des deux principaux repas.

EMPHYSÉME PULMONAIRE.

PILULES CONTRE L'EMPHYSÈME PULMONAIRE (Romberg).

Gomme ammoniaque pulvérisée...................	1 gramme
Poudre d'ipéca.............	20 centig.
Acétate de morphine.......	10 —
Carbonate d'ammoniaque...	1 gramme
Mucilage de gomme........	q. s.

20 pilules, 2 à 6 par jour dans le cas d'emphysème pulmonaire. Révulsifs sur la poitrine, pastiles de kermès ou d'ipéca.

EMPOISONNEMENTS.

CONTRE-POISON OFFICINAL MULTIPLE (Jeannel).

Solution de sulfate ferrique, D = 1,45.....	100	grammes.
Magnésie calcinée......	80	—
Charbon animal lavé...	40	—
Eau commune.........	800	—

Ce contre-poison est d'une efficacité parfaite contre les préparations arsenicales dans la proportion de 120 grammes de contre-poison pour 5 décigrammes d'arséniate de soude; il retarde les effets toxiques du sulfate de strychnine et donnerait, peut être, le temps d'administrer des évacuants salutaires. Il s'est montré efficace contre la digitaline injectée dans l'intestin d'un chien à la dose de 1 décigramme.

Cette formule serait inefficace contre les alcalis minéraux, le phosphore, les hypochlorites, les cyanures, et l'émétique.

EMPOISONNEMENT PAR LA BELLADONE.

1° Extrait de fève de calabar en injection

sous-cutanée. En moins de cinq minutes l'effet est produit.

2° Pilocarpine............... 0,01.

Pour une injection sous-cutanée ; en faire une tous les quarts d'heure.

Au bout de trois ou quatre, la guérison est obtenue.

EMPOISONNEMENT PAR LES SULFURES, LES ALCALIS, LES SELS ALCALINS. INTOXICATION MERCURIELLE ET SATURNINE.

Le Dr Bellini emploie avec succès, dans ces diverses sortes d'empoisonnement, l'iodure d'amidon ; il le propose comme agent d'élimination et de dépuration dans intoxication mercurielle et saturnine.

DU CAFÉ EN INJECTIONS SOUS-CUTANÉES DANS LES EMPOISONNEMENTS PAR L'OPIUM (Pallen).

Le Dr Pallen, de New-York a traité plusieurs cas d'empoisonnements par l'opium et la morphine au moyen d'extraits fluides de café de Java, employés en injections sous cutanées à la dose de 10, 20 et 30 gouttes. Il remarqua que les injections tièdes ne donnaient pas lieu à des abcès tandis que les injections froides occasionnaient de l'inflammmation et des abcès.

ENDOMÉTRITE ULCÉREUSE.

INJECTIONS CONTRE L'ENDOMÉTRITE ULCÉREUSE (Chéron).

Acide tannique.........	60 grammes.	
Laudanum de Sydenham	10 —	
Glycérine neutre.......	350 —	M.

Une ou deux cuillerées à soupe par litre d'eau tiède pour injections matin et soir.

ENGELURES.

MÉLANGE CONTRE LES ENGELURES.

Eau de cannelle......	ãã. p. é.	M.
Acide nitrique dilué..		

POUDRE POUR PRÉVENIR LES ENGELURES (Baudot).

Borate de soude....	15 grammes.
Alun..............	10 —
Benjoin............	10 —
Moutarde..........	60 —
Racine d'iris........	50 —
Son...............	50 —
Son d'amande......	150 —

Employer en lotions mêlée avec un peu d'eau

ONGUENT CONTRE LES ENGELURES ULCÉRÉES (Reveil).

Cire jaune.........	16 grammes.
Huile de lin........	30 —
Teinture de benjoin.	16 —
Glycérine..........	q. s.

En onctions matin et soir.

LINIMENT CONTRE LES ENGELURES.

Huile d'amandes douces..	10 grammes.
Glycérine................	10 —
Oxyde de zinc............	5 —

ENROUEMENT.

GARGARISME CONTRE L'ENROUEMENT (Graves).

Teinture de poivre de Guiné......	3 à 10 grammes.
Décoction d'écorce de quinquina..	160 —

Se gargariser toutes les deux heures.

TRAITEMENT DE L'ENTÉRITE GLAIREUSE, COMPLICATIONS DES AFFECTION UTÉRINES (Chéron).

Les divers moyens employés sont les suivants :

1° Diètée lactée complète ou le plus souvent mixte;

2° Lavements d'ipéca, 3° application de teinture d'iode sur la région lombo-sacrée; 4° une poudre composé dont le sous-nitrate de bismuth, la pepsine et les yeux d'écrevisses représentent les substances principales.

La diète lactée mixte suffit habituellement. Elle consiste dans la suppression d'un repas remplacé par un ou deux litres de lait pris par tasses à café de demi-heure en demi-heure ou encore dans l'usage du lait aux deux repas pour remplacer le vin.

Les applications de teinture d'iode sur la région lombo-sacrée doivent être faites tous les trois jours, dans le but de réagir sur les centres d'innervation vaso-motrice et conséquemment de faire cesser l'état conjestif qui atteint en pareil cas tous les organes du petit bassin. — Les lavements d'ipéca, préparés d'après la formule suivante modifient avantageusement la sécrétion morbide de l'intestin :

Ipéca concassé.......... 1à2 grammes.
Eau.......... .... 300 —

Enfin la poudre suivante facilite la régularisation des fonctions digestives et la disparition des accidents sympathiques de leurs désordres :

Poudre d'yeux d'écrevisses.	2	grammes.
Poudre de guarana........	2	—
Sous nitrate de bismuth...	4	—
Pepsine anglaise..........	4	—
Magnésie................	6	—

En 30 cachets, — Prendre un cachet avant chaque repas.

ENTORSE.

ONGUENT DE ROMARIN COMPOSÉ.

Essence de romarin....	1	gramme.
Essence de genièvre...	1	—
Beurre de muscade....	2	—
Cire jaune............	2	—
Suif..................	8	—
Axonge...............	16	—

On peut aussi employer cette pommade dans le cas de contusion ancienne et dans le rhumatisme musculaire chronique.

ÉPHÉLIDES.

TRAITEMENT DES ÉPHÉLIDES TENACES DE LA FIGURE (A. Hardy).

Sublimé............	4	grammes.
Sulfate de zinc......	6	—
Alcool camphré.....	10	—
Eau................	300	—

Lotions matin et soir, avec une cuillerée à bouche de cette liqueur mise dans un verre d'eau tiède.

TRAITEMENT DES ÉPHÉLIDES DE LA GROSSESSE PAR L'ACIDE CHRYSOPHANIQUE (Reverdin).

Pommade contre les éphélides (Reverdin et Newmann.

Acide chrysophanique...	1	gramme.
Axonge.................	40	—

Nettoyer la place de la tache pigmentaire par un lavage au savon; puis faire une onction sans frotter avec cette pommade; on laisse sur la peau un linge imprégné de la pommade mais de façon à ce qu'il n'en coule pas. Ordinairement on fait trois ou quatre frictions à deux jours d'intervalle, mais il faut tâter la peau et s'il y a beaucoup de gonflement, on éloignera les frictions. L'onction est suivie d'un peu de gonflement de la face avec cuisson modérée. Les parties enduites deviennent rouges puis noires, puis elles desquamment et la tache disparait. Prendre garde de laisser tomber de la pommade sur les paupières qui subiraient alors un gonflement pénible.

TRAITEMENT DES TACHES PIGMENTAIRES DE LA PEAU PAR DES APPLICATIONS D'EMPLATRE MERCURIEL (Unna).

Le Dr Unna préconise pour faire disparaître les éphélides et autres taches pigmentaires, les applications d'un emplâtre au précipité blanc ou de l'emplâtre mercuriel simple. Ces applications ont lieu le soir, après lavage préalable de la peau avec de l'eau de Cologne ou de l'alcool ; les bandelettes sont enlevées le lendemain matin. Pour masquer les taches pendant le jour M. Unna vante beaucoup l'emploi d'un fard dont l'usage très répandu dans la haute société de Vienne est inoffensif pour la peau et dont voici la formule :

Chlorate de bismuth.	5	grammes.
Kaolin................	5	—
Vaseline.........	20 à 40	—

M. s. a.

Les régions de la peau envahies par les taches sont enduites de cette préparation, le matin, après un lavage préalable à l'eau. Avec l'usage alternatif de ces préparations au mercure et au bismuth, les taches pigmentaires disparaissent très vite sans altération de la peau.

ÉPILEPSIE.

TRAITEMENT DE L'ÉPILEPSIE PAR LA COQUE DU LEVANT (Planat et Hambursin).

L'alcaloïde de la coque du Levant est la picrotoxine. M. Planat qui a étudié le premier l'emploi de cette substance dans l'épilepsie, prescrit la teinture alcoolique au cinquième. Il l'administre à doses progressives d'une à trente gouttes, en augmentant chaque jour d'une goutte. Dans quelques cas il en prescrit jusqu'à soixante gouttes.

M. Hambursin estime que ces doses sont beaucoup trop faibles. Il commence par prescrire la teinture à la dose de dix gouttes matin et soir, en augmentant de deux gouttes chaque jour, de manière à atteindre la dose de soixante gouttes. Puis il augmente graduellement de dix gouttes par mois jusqu'à la dose de cent gouttes. Si les accès disparaissent, il s'en tient à cette dose; s'il y a réapparition d'accès, il n'hésite pas à porter la dose à cent cinquante gouttes, il ne faut pas craindre de dépasser cette dose si cela est nécessaire, il ne faut pas non plus mettre d'interruption dans l'emploi du médicament. Son usage n'exclut pas celui du bromure de potassium.

ÉPISTAXIS.

Eau de Rabel......	30 grammes.	
Eau................	120	—

En lotions.

Solution astringente (Bouchut).

Eau de roses......	120 grammes.	
Vinaigre rosat.....	45	—
Bol d'arménie.....	4	—

M. p. s. a.

Solution pour prévenir le retour des épistaxis (Tjalinyü).

Acétate de plomb..	30 grammes.	
Sulfate de fer.....	15	—
Alcool............	250	—

Prendre 10 à 20 gouttes dans une cuillerée de vin, trois fois par jour.

ÉPITHÉLIOMA DU VAGIN.

Injections contre l'épithélioma du vagin (Chéron).

Chlorate de potasse....	30 grammes.	
Laudanum de Sydenham	5	—
Eau..................	200	—

Mêlez. — Mettre une cuillerée de cette solution dans un litre d'eau tiède avec laquelle la malade fera une injection matin et soir.

ÉRYSIPÈLE.

POTION CONTRE L'ÉRYSIPÈLE DE LA FACE.

Eau distillée......	100 grammes.
Perchlorure de fer.	30/100 XL gouttes.
Eau de menthe...	20 grammes.
Sirop de sucre....	30 —

Une cuillerée à bouche toutes les heures.

Sous son influence les phénomènes s'amendent en 24 heures, la fièvre et les phénomènes locaux diminuent.

En outre tous les téguments envahis par l'érysipèle devront être touchés avec soin au moyen d'un pinceau où mieux d'un gros tampon de charpie imbibé dans la solution de perchlorure de fer à 30/100 — il vaut encore mieux faire une friction légère, mais suffisamment prolongée pour que les téguments soient teints en jaune d'une manière uniforme.

LINIMENT CONTRE L'ÉRYSIPÈLE (Rothe).

Acide phénique............	1	gramme
Alcool rectifié.............	1	—
Essence de térébenthine....	2	—
Teinture d'iode............	1	—
Glycérine..................	5	—

Badigeonner toutes les deux heures les surfaces atteintes et recouvrir les places badigeonnées par une mince couche d'ouate maintenue par un bandage.

En cas de fièvre prononcée, les accidents gastriques seront combattus par les moyens ordinaires : digitale, quinine, vomitifs, etc.

TRAITEMENT DE L'ÉRYSIPÈLE DE LA FACE (Blegnie).

Pour combattre l'érysipèle de la face et du cuir chevelu, le Dr Bleynie administre le sulfate de quinine et dès les premières vingt-quatre heures de l'emploi de ce remède on constate de l'amélioration qui se traduit par du ralentissement du pouls, de la diminution de la rougeur et du gonflement ; puis progressivement la guérison se produit. Quand l'érysipèle de la face revient périodiquement chez des sujets herpétiques, l'auteur prescrit l'arséniate de soude à petite dose, un milligramme par jour, pendant un an ou dix-huit mois, avec des repos pendant le tiers ou la moitié du temps, et il évite ainsi les récidives.

TRAITEMENT DE L'ÉRYSIPÈLE PAR LE SALICYLATE DE SOUDE ADMINISTRÉ A L'INTÉRIEUR ET A L'EXTÉRIEUR (Hallopeau).

1° Application sur les parties malades de

compresses imprégnées de la solution salicylée et fréquemment renouvelée.

2° Administration à l'intérieur, de 4 grammes de salicylate de soude, en trois fois dans du grog léger.

Il est prudent de ne pas donner de salicylate de soude aux malades atteint d'accidents cérébraux ou de dyspnée.

ÉRYTHÈME.

Lotions contre l'érythème noueux (Vidal).

Chlorure d'ammoninm.	25 grammes.
Eau....................	500 —

Pastilles contre l'érythème pharyngo-laryngien (Guéneau de Mussy).

Chlorate de potasse...........	10 centigr.
Teinture saturée de benjoin..	10 —
Alcoolature de racines d'aconit	5 —
Gomme adragante, sucre......	Q. s.

F. s. a. 8 à 10 dans les 24 heures.

Quand la toux persiste badigeonner la muqueuse avec :

Glycérine neutre..........	20 grammes.
Chlorhydrate de morphine.	20 centigr.
Borax.................	2 gramm.

SOLUTION CONTRE LES EXCROISSANCES SYPHILITIQUES (Marshall).

Acide chromique cristallisé. 5 centigr.
Eau distillée............... 30 grammes.

FIÈVRE INTERMITTENTE.

PRISES CONTRE LES FIÈVRES INTERMITTENTES ET RÉMITTENTES VERNALES (De Laprade).

Sel de seignette. 16 grammes.
Quinquina pulv. 16 — M.

A donner trois jours de suite, tous les matins dans un verre d'eau chaude. (Formule excellente).

POTION CONTRE LA FIÈVRE INTERMITTENTE.

Salicylate de soude. 50 centigr. à 1 gramm.
Julep gommeux.... 100 grammes.

F. s. a. Une potion à faire prendre par cuillerées, aux enfants âgés de moins d'un an, atteints de fièvre intermittente. — Aux enfants de un à quatre ans, on prescrit de 1 à 2 grammes; aux enfants plus âgés, de 3 à 4 grammes. On donne la potion pendant l'accès, et non pendant la période d'apyrexie.

TRAITEMENT DE LA CACHEXIE PALUSTRE (Semmola).

Liqueur arsenicale de Fowler.	6 gouttes.
Décoction de quinquina......	300 gramm.

M, s. a.

A prendre en trois fois dans la journée.

FIÈVRE TYPHOIDE.

TRAITEMENT DE LA FIÈVRE TYPHOÏDE CHEZ L'ENFANT (Jules Simon),

1° On devra faire coucher l'enfant, alternativement le jour et la nuit, dans une pièce différente.

2° On ordonnera des lotions aromatiques sur les membres, sur tout le corps, en ayant soin de laver les ouvertures naturelles, de les désinfecter; de même que dans ce but on ordonnera aussi matin et soir un lavement désinfectant.

3° On aura recours de bonne heure à une médication tonique, de l'eau-de-vie ou du vin de Malaga dans l'eau, et, dès le quatrième ou le cinquième jour, du bouillon toutes les deux ou trois heures, ainsi que du lait. On agira contre la diarrhée par le laudanum de Sydenham à petites doses et en lavements, qui de plus calmera les douleurs abdominales.

En outre, contre la météorisme du ventre, une ou deux fois par semaine un laxatif léger; tel qu'un verre à bordeaux d'eau d'Hunyadi-Janos.

Enfin dans la forme grave compliquée d'entérite ou de péritonite, fomentations sur le ventre avec la belladone et la jusquiame, lavements avec 5 ou 6 gouttes de laudanum de Sydenham.

Accidents thoraciques. — Ventouses sèches, vésicatoire, mais appliqué seulement jusqu'à ce que la peau soit rougie, sans soulèvement de l'épiderme. Augmenter les doses de vin de Malaga et d'eau-de-vie, et surtout éviter les vomitifs, kermès, polygala, oxyde blanc d'antimoine, qui ne peuvent que fatiguer les malades.

Accidents cérébraux, — Musc à haute dose, bromure de potassium, de 1 à 2 grammes par jour; vésicatoire appliqué seulement pendant quatre ou cinq heures au plus, jusqu'à rubéfaction de la peau, bottes de ouate recouvertes de taffetas gommé autour des membres.

M. Liebermeister emploie fréquemment le salicylate de soude dans le traitement de la fièvre typhoïde. Il donne chaque jour 1 gramme de sulfate de quinine et 6 à 8 grammes de salicylate de soude. Par ce procédé, il abaisse rapidement la température.

POTION CONTRE LA FIÈVRE TYPHOÏDE (Murchison).

Acide chlorhydrique.....	15 à 20 gouttes.
Sulfate de quinine.......	10 à 15 centigr.
Infusion de digitale......	1 gr. 50 cent.
Teint. d'oranges amères.	1 — 50 —
Sirop simple............	1 — 50 —
Eau	40 grammes.

M. s. a. — Pour une dose toutes les quatre heures.

POTION CONTRE L'INFECTION PURULENTE DANS LA FIÈVRE TYPHOÏDE (Bouchard).

Créosote...........	2 gouttes.
Rhum..............	120 grammes.
Acide phénique....	25 centigr.
Acide salicylique...	1 gramme.

M. le professeur Bouchard ordonne cette potion aux typhiques chez lesquels il redoute l'infection d'origine intestinale.

POTION CONTRE L'ÉTAT ADYNAMIQUE (Buchholtz).

Écorce de quinquina rouge......	20 gr.
F. s. a. avec q. s. d'eau une décoction de	120 gr.

Ajoutez :

Teinture de rhubarbe..........	10 gr
— de calamus aromatique.	10 —
Sirop d'écorces d'oranges amères.	40 —

A prendre trois fois par jour, deux cuillerées à bouche.

POTION CONTRE LA FIÈVRE TYPHOÏDE (H. Davis).

Essence de térébenthine.	12	grammes.
Teinture d'opium.......	20	—
Essense de gaultheria...	2	—
Gomme arabique pulv..	30	—
Sucre pulv.............	30	—
Eau distillée............	120	—

F. S. A. — Une potion, dont on donnera une petite cuillerée à café (4 gr.) toutes les 4 heures, à partir de la seconde semaine de la maladie, aux personnes atteintes de fièvre typhoïde avec diarrhée abondante. Ordinairement le flux diarrhéïque est promptement enrayé; mais, dans certains cas, l'essence de térébenthine est mal supportée par l'estomac. On est forcé alors d'en interrompre l'usage, et, pendant 4 à 6 jours seulement afin d'éviter la coloration de la peau, on administre une pilule ainsi composée :

Nitrate d'argent cristallisé.	2	centigr.
Extrait de jusquiame......	6	—
Extrait d'opium...........	6	—

TRAITEMENT DE LA FIÈVRE TYPHOIDE PAR LES BAINS TIÈDES (Afanasiew).

Le Dr Afanasiew reconnaît l'utilité de la médication par les bains tièdes dans la fièvre typhoïde. Il administre deux fois par jour, matin et soir, des bains à 31° centig. et chacun d'une durée de trois heures. Après chaque bain il a obtenu dans sept cas un abaissement de la température de 2° à 2° centigr. et plus ; dans un petit nombre de cas, l'abaissement ne fut que de 1° à 1° centigr.: dans ces cas la fièvre se changea en fièvre intermittente ou rémittente forte. La fréquence du pouls, dans le plus grand nombre des cas, diminua aussi de beaucoup. Dans les cas observés il n'y eut jamais le cortège des symptômes typhiques : la langue resta toujours humide et propre ; l'appétit fut toujours conservé. L'auteur croit que ces bains tièdes sont préférables aux bains froids.

FIÈVRE JAUNE.

Lotions froides dans le cas de température excessive. Purgatifs répétés alliés aux diaphorétiques dès le début de la maladie ; plus tard les applications de flanelle chaude sur la région lombaire, à la période algide, constituent la méthode la plus généralement employée.

DE L'IODE ADMINISTRÉE COMME FÉBRIFUGE (W. Anderson).

Le Dr Anderson donne de 5 à 15 gouttes de teinture d'iode dans un verre d'eau, trois fois par jour, après le repas, jusqu'à cessation de la fièvre.

Aux enfants il en donne 5 gouttes dans du sirop ou de la glycérine.

Comme la teinture d'iode n'est pas miscible à l'eau il faut l'additionner d'un peu d'iodure de potassium. Après le repas et avec une quantité de liquide suffisante, il n'y a ni mauvais goût, ni douleurs stomacales.

FISSURES A L'ANUS.

TRAITEMENT DE LA FISSURE A L'ANUS (Glénereau).

Tous les soirs, en se couchant, 3 grammes de magnésie calcinée dans de l'eau sucrée. Le lendemain, placer le siége au-dessus d'une décoction chaude de feuilles de belladone ; la décoction doit être entretenue chaude par l'addition d'une nouvelle quantité dès qu'elle se refroidit. Le corps est entouré d'une couverture de laine pour éviter toute perte de vapeur. Après quelques minutes, faire quelques efforts de défécation, attendre s'ils sont douloureux, et, dès que l'effort semble à peine douloureux, se transporter aussitôt sur un montauban, puis revenir prendre sa position première jusqu'à cessation des souffrances. L'on introduit alors dans l'anus, facilement dilatable, une mèche trempée dans l'onguent suivant :

Onguent de beurre.......	10 grammes.
Extrait de belladone.....	20 centigr.
Huile d'amandes douces..	q. s.

pour consistance d'opiat. La mèche doit recouvrir la fissure écartée à cette intention. Si la mèche tombait, en remettre aussitôt une autre.

TRAITEMENT DES FISSURES ANALES (Hamon).

Il faut toucher la fissure avec un pinceau en blaireau imbibé de la mixture suivante :

Chloroforme.............	5 grammes.
Alcool................	10 —

Mèlez. — Deux ou trois applications effectuées à deux ou trois jours d'intervalle suffisent d'ordinaire pour amener la guérison. La première séance est fort douloureuse. Les applications consécutives deviennent de moins en moins pénibles, à mesure que se produit le revêtement épithélial. Le Dr Hamon a fait une quinzaine de fois usage de cette méthode afin d'arriver à guérir la fissure anale, il a toujours réussi.

EMPLOI DE LA PATE D'ARNICA CONTRE LES FURONCLES.

Le Dr Planat préconise les applications d'arnica dans le traitement des furoncles purement inflammatoires. L'arnica fait avorter ces éruptions avec une promptitude extraordinaire probablement en raison de son action sur les nerfs vaso-constricteurs des vaisseaux de la superficie de la peau. Les onctions se font avec :

Extrait de fleurs fraîches d'arnica. 10 gram.
Miel .... 20 —

Si ce mélange est un peu trop liquide on y ajoute de la poudre de lycopode pour le rendre suffisamment adhésif.

On étend cette pâte dans une certaine épaisseur sur un morceau de toile cirée ou diachylon que l'on applique sur le furoncle. On renouvelle le pansement toutes les vingt-quatre heures. Deux ou trois applications suffisent, en général, pour faire avorter le furoncle à n'importe quelle période de son évolution.

GALE.

TRAITEMENT DE LA GALE (Fournier).

Glycérine..........	200	grammes.
Gomme adragante...	1	—
Fleur de soufre.....	100	—
Carbonate de soude.	50	—

On peut aussi remplacer les frictions au savon noir par des savons de toilette ordinaires, à la condition que les frictions soient suffisamment prolongées.

NOUVEAU TRAITEMENT DE LA GALE (Kaposi).

Frictions deux fois par jour avec cette pommade :

Naphtol............	5	grammes.
Savon noir..........	50	—
Craie pulvérisée.....	10	—
Axonge.............	100	—

Non seulement les parasites sont tués du premier coup, mais en même temps les éruptions multiples, et en particulier l'eczéma scabigineux, qui compliquent habituellement la gale, sont guéris très rapidement, quelquefois le surlendemain. La pommade préconisée par Kaposi étant dépourvue de mauvaise odeur et n'altérant pas le linge, son emploi se recommande à la fois pour la pratique civile et la pratique hospitalière.

Liniment a l'acide pyrogallique et a l'acide phénique contre la gale (Armangue).

Alcool..................	300 grammes.
Acide pirolignieux........	200 —
Acide phénique..........	6 —

Remède aristocratique contre la gale.

Baume du Pérou........	30 grammes.
Acide benzoïque.........	1 gr. 50 c.
Huile de clous de girofle.	XL. gouttes.
Alcool..................	8 grammes.
Cérat simple............	210 —

Faites dissoudre l'huile essentielle et l'acide benzoïque dans l'alcool, mélangez avec le cérat, ajoutez ensuite le baume du Pérou ; — La guérison est complète en 24 heures.

Traitement de la gale (Frissard).

Huile d'olives............	300 grammes.
Acide phénique cristallisé.	3 —

M. Deux frictions complètes suffiraient à amener la guérison.

GASTRALGIE.

PILULES CONTRE LA GASTRALGIE (Trousseau).

Sous-nitrate de bismuth.	100 milligr.	
Carbonate de chaux.....	25 —	
Miel.................	q. s.	M.

pour une pilule. En prendre 2 à 10 par jour.

PILULES ANTIGASTRALGIQUES (Delarue).

Extrait d'opium........	6 milligr.	
Safran de mars apéritif.	12 —	
Magnésie calcinée......	25 —	
Sirop de gomme........	q. s.	M.

pour une pilule. On donne chaque jour deux pilules : l'une deux heures avant le déjeuner, l'autre trois heures avant le dîner.

SIROP CONTRE LA GASTRALGIE (Padioleau).

Extrait aqueux d'opium...	15 centigr.
— d'aconit...........	10 —
Sirop de fleurs d'oranger..	100 grammes.

Donner une cuillerée à café deux fois par jour immédiatement après le repas.

PILULES ANTIGASTRALGIQUES (Green).

Extrait de belladone....	50 centigr.
Sulfate de quinine......	4 grammes.

30 pilules. 3 par jour.

APOZÈME CONTRE LA GASTRALGIE ACCOMPAGNÉE DE CONSTIPATION (Delioux).

Racine de Colombo..	4	grammes.
Racine de rhubarbe.	1	—
Eau................	200	—

Faire infuser 12 heures. En une fois le matin à jeun.

MIXTURE ANTIGASTRALGIQUE (Fleury).

Teinture d'aconit...	5	grammes.
Carbonate de soude.	5	—
Sulfate de magnésie.	45	—
Eau	130	—

Faites dissoudre : administrer à la dose d'une cuillerée à soupe.

GOUTTES ANTIGASTRALGIQUES (Niemeyer).

Teinture de noix vomique.	4	grammes.
Teinture de castoreum.....	4	—

Donner 12 gouttes dans une demi-tasse d'infusion de valériane.

MIXTURE ANTIGASTRALGIQUE (Orosi).

Acétate de morphine.	10 centigrammes.	
Sucre blanc.........	5 grammes.	
Eau.................	40 —	M.

Une cuillerée à café au moment des douleurs.

ELIXIR PEPTOGÈNE (Dujardin-Beaumetz).

Eau distillée.	120 grammes.	
Sirop simple.	68 —	
Rhum......	20 —	
Dextrine....	10 —	M.

Une cuillerée avant chaque repas.

GASTRORRHÉE.

PRISES CONTRE LA GASTRORRHÉE (Peter).

Sous-nitrate de bismuth.	10 grammes.
Opium brut pulvérisé...	10 centigr.

Mêlez et divisez en cinq paquets.

Un paquet, avant chaque repas, aux phthisiques qui ont des digestions pénibles, qui se plaignent d'anorexie, et qui vomissent le matin un liquide transparent, filant, mêlé de bile. On leur prescrit en outre après le repas, de deux à quatre gouttes d'acide chlorhydrique dans une petite quantité d'eau.

Bientôt les vomissements cessent, et les digestions s'accomplissent avec plus de facilité. Quant à l'appétit, on réussit généralement à le réveiller en donnant, immédiatement avant le repas, au lieu de bismuth opiacé, deux gouttes de teinture amère de Baumé.

GERCURES.

Pommade contre les gerçures.

Raisin frais bien mûr.	250	grammes.
Huile d'amandes......	500	—
Cire blanche.........	250	—
Orcanette.............	20	—
Essence de roses......	Q. s.	

Ecrasez le raisin et évaporez à un feu doux.

Imbiber de la charpie avec ce liquide et l'appliquer sur l'organe malade.

GERÇURES.

FORMULE CONTRE LES GERÇURES (Ménière).

Gélatine blanche...	30	grammes.
Gomme pulvérisée.	30	—
Sucre blanc.......	30	—
Miel blanc.........	10	—
Glycérine	10	—
Eau...............	90	—

Mélanger et chauffer avec soin jusqu'à solution complète, puis couler dans des moules en porcelaine ou en carton huilé. Diviser par petites tablettes qui seront dissoutes dans de l'eau ordinaire au moment du besoin.

MIXTURE CONTRE LES GERÇURES CUTANÉES.

Eau de roses............	200	grammes.
Glycérine................	50	—
Teinture de tolu.........	10	—
Borate de soude.........	4	—

M. — Lotions 3 fois par jour.

GERCURES DU SEIN.

LOTION DE BORAX COMPOSÉE (Johnson).

Borate de soude.....	8	grammes.
Craie précipitée.......	30	—
Esprit de vin.........	90	—
Eau distillée de roses.	90	—

F. dissoudre.

GINGIVITE.

MÉLANGE CONTRE LA GINGIVITE.

Hydrate de chloral........ (äa p. é.
Alcoolature de cochléaria. (

M. — Badigeonner deux fois par jour bord libre des gencives ; à l'intérieur prend 2 à 4 grammes de chlorate de potasse.

TRAITEMENT DES GERÇURES DU MAMELON (Brochard).

Les gerçures du mamelon peuvent se guér en quarante-huit heures par l'application la poudre de liège, par-dessus laquelle on m un morceau de baudruche, taillé en croix percé d'une vingtaine de trous d'épingle point qui coiffe le sommet du mamelon ; en assure l'adhérence par une couche de coll dion étendue sur les branches de la croix baudruche.

GOITRE EXOPHTALMIQUE.

ORDONNANCE CONTRE LE GOÎTRE EXOPHTALMIQUE (Germain Sée).

1° Hydrothérapie.

2° Teinture de veratrum viride	5	grammes.
Iodure potassique.........	25	—
Sirop de gomme...........	500	—

F. s. a.

Prendre une cuillerée à café de ce sirop, trois fois par jour; au bout de huit jours remplacer les cuillerées à café par des cuillerées à dessert (contenant le double).

TRAITEMENT DU GOÎTRE (Stévens de Québec).

A la dose de 50 centigr. par jour pendan plusieurs semaines, le chlorure d'ammonium serait un bon médicament contre le goître.

MIXTURE CONTRE LE GOITRE EXOPHTHALMIQUE (Hammond).

Pyrophosphate de fer....	2	grammes.
Bromure de zinc.........	2	—
Teinture de digitale.....	10	—
Extrait d'ergot de seigle liquide...............	120	—

Mêlez. — A prendre par cuillerées à café trois fois par jour. En outre, le malade doit boire chaque jour un verre ou deux de liqueur de Malt, et recourir à une alimentation substantielle et azotée. Après avoir employé ce moyen, Hammond a quelquefois recours à la strychnine et au phosphore. Il emploie toujours aussi les courants continus. L'intensité du courant doit être aussi forte que le malade peut la supporter sans en être incommodé. Le pôle négatif, sous forme d'éponge mouillée doit être placé sur la nuque, et l'autre rhéophore doit être promené sur la peau, le long du trajet du nerf pneumogastrique ou du sympathique; les séances doivent avoir lieu tous les jours pendant cinq à dix minutes. Il est bon aussi d'appliquer le courant sur le corps thyroïde hypertrophié.

PILULES CONTRE LA GOUTTE (Trousseau).

Sulfate de quinine..............	1 gr. 50 c
Extrait de digitale.............	25 centigr.
Extr. de semences de colchique.	50 centigr

M. s. a.

10 pilules. 2 ou 3 par jour.

GRAVELLE.

MOYEN SIMPLE ET PRATIQUE D'ÉVACUER LES PETITS GRAVIERS (Mercier).

Pour déterminer l'évacuation des petits graviers, M. le Dr Mercier indique un moyen facile et pratique. Ce moyen consiste à fair coucher les malades sur le ventre; les graviers tombent, par l'effet de la pesanteur, sur la paroi antérieure de la vessie. On fait alors lever les malades doucement, comme à quatre pattes. Ils urinent dans cette position, et les graviers, qui n'ont pas eu le temps de revenir dans le cul-de-sac, en arrière de la prostate, se trouvent entraînés par la miction.

GRANULATIONS UTÉRINES

POMMADE CONTRE LES GRANULATIONS UTÉRINES (Alph. Guérin).

Précipité rouge...	1 gramme.
Axonge...........	15 —

Mêlez. — On couvre de cette pommade l'extrémité d'un tampon d'ouate et on l'introduit à l'aide d'un spéculum jusque sur le col utérin, quand il est le siège de granulations. On renouvelle le pansement tous les jours en le faisant précéder d'une injection de feuilles de noyer.

GRIPPE.

POTION CONTRE LA GRIPPE.

Sulfate de quinine.....	60 centigr.
Sirop de térébenthine..	30 grammes.
Infusion de café.......	120 —

Mèlez. — Par cuillerée à bouche d'heure en heure.

A répéter pendant quatre jours.

POTION CALMANTE (Larmande).

Hydrate de chloral....	1 gr. 50	
Sirop de codéine......	30	grammes.
Infusion de tilleul	100	—

Prendre un tiers de la potion tout d'abord et le reste par cuillerées à bouche toutes les heures. Il faut continuer cette potion pendant trois ou quatre jours.

HÉMOPTYSIE.

PILULES ANTIHÉMOPTOÏQUES (Gueneau de Mussy).

Extrait de ratanhia pulvérisé.	4	grammes.
Ergot de seigle pulvérisé......	3	—
Digitale pulvérisé...............	50	centigr.
Extrait de jusquiame.........	25	—

F. s. a.

20 pilules. 4 à 6 par jour pour faire cesser les crachements de sang dans la tuberculose pulmonaire — repos — glace à l'intérieur — sinapismes.

INJECTIONS CONTRE L'HÉMOPTYSIE (Jaccoud).

Ergotine............	1 gramme.
Glycérine...........	4 —
Eau distillée........	4 —
Eau de laurier-cerise.	2 —

La seringue de Pravaz contenant 1 gr. 10 de liquide, soit 0,11 d'ergotine, on fera deux ou trois injections sous-cutanées, quelquefois quatre dans la journée.

POTION CONTRE L'HEMOPTYSIE (Michel Peter).

Kermès minéral..........	30 centigr.
Julep gommeux...........	125 gramm.

Mêlez. — A donner par cuillerées d'heure en heure aux tuberculeux qui crachent du sang. Cette potion provoque des nausées où des vomituritions et l'hémorragie s'arrête au bout de 2 ou 3 jours. Ce résultat est plus rapidement obtenu encore en faisant vomir le malade à l'aide de 1 gr. 50 ou dc 2 grammes d'ipéca. — Si l'hémoptysie est peu abondante, on peut se contenter de faire prendre dans la matinée, 6 à 8 pastilles d'ipéca ou de kermès ou quelques cuillerées d'un sirop contenant par 20 grammes, 2 centigr. de kermès. — Révulsifs sur la poitrine et les membres inférieurs, respiration d'air frais boissons et aliments froids.

POTION CONTRE L'HÉMOPTYSIE.

Sulfate de quinine......... 50 centigr.
Seigle ergoté pulvérisé..... 2 gramm.

Mêlez et divisez en 10 prises à prendre d'heure en heure ou de deux heures en deux heures dans le cas d'hémoptysie peu considérable ; révulsifs.

HÉMORRHAGIES.

TRAITEMENT EXTEMPORANÉ DES HÉMORRHAGIES PAR L'ERGOT DE SEIGLE.

D'accord avec les données physiologiques, l'observation clinique permet, dès à présent, d'ériger en précepte thérapeutique la simple formule suivante pour le traitement rationnel des hémorrhagies : Injection sous-cutanée dans le voisinage du lieu de l'hémorrhagie de 1 à 5 centimètres cubes de la solution d'extrait d'ergot. (Yvon) (d'Yvon). — Dans l'hémorrhagie puerpérale *ante* ou *post partum* et, après la délivrance, dans l'épistaxis incoercible; dans l'hémoptysie, dans la gastrorrhagie et l'entérorrhagie, dans l'hémorrhagie cérébrale, dans les hémorrhagies secondaires à la suite d'opération chirurgicale.

TRAITEMENT DE L'HÉMORRHAGIE CÉRÉBRALE PAR LES INJECTIONS SOUS-CUTANÉES D'ERGOTINE (Foster).

Encouragé par les succès nombreux obtenus, dans le traitement des hémorrhagies en général, par les injections d'ergotine, le Dr Foster a eu l'idée d'essayer ce moyen dans les apoplexies cérébrales. Il l'a employé chez trois malades dont le diagnostic ne laissait aucun doute, et qui ne pouvaient recueillir aucun bénéfice d'une médication interne, la déglutition étant impossible.

Le Dr Foster vit le premier de ces malades une heure après l'ictus. Il suffit d'une injection d'ergotine pour dissiper le coma, tandis que les moyens mis en usage auparavant étaient restés sans résultats. Ayant été appelé au contraire près du second immédiatement après l'attaque, il put constater que l'injection d'ergotine atténuait singulièrement l'intensité du coma. L'ergotine, on le sait, arrête les hémorrhagies en prévenant la contraction des artérioles ; il est donc rationnel de l'employer lorsque l'épanchement sanguin se produit au sein de la substance cérébrale. Mais il faut, autant que possible, que l'accident soit récent pour que l'action du médicament puisse être efficace.

S'il ne s'agit que d'une simple congestion cérébrale ou d'une petite hémorrhagie, chez un sujet encore jeune, cette médication peut être bonne; mais si l'hémorrhagie est considérable et a lieu chez un vieillard dont les artérioles cérébrales sont athéromateuses, cette médication est sans valeur.

HÉMORRHOIDES.

POMMADE ANTI-HÉMORRHOÏDALE (E. Barré).

Iodure potassique......	2 grammes.
Extrait de ratanhia.....	4 —
Laudanum de sydenham.	50 centigr.
Extrait de belladone....	50 —
Axonge................	30 grammes.

F. s. a. Pratiquer des onctions, matin et soir, sur les bourrelets hémorrhoïdaux. Cataplasmes sur la région douloureuse. Bain de siège prolongé tous les matins. Lavement additionné de glycérine avant l'application de la pommade.

TRAITEMENT DE LA FLUXION HÉMORRHOÏDAIRE (Bouchut).

Beurre frais..........	ãã p. é. M.
Persil pilé...........	

Introduire profondément cette pommade dans l'anus, trois à quatre fois par jour.

PILULES CONTRE LES PERTES HÉMORRHOÏDALES (Buchholtz).

Alun en poudre.........	3 grammes.
Extrait de ratanhia......	3 —
Conserve de roses.......	6 —
Cachou en poudre.......	6 —
Sirop de tormentille.....	Q. s.

F. s. a. 60 pilules. 2 matin et soir. En cas de nécessité on augmentera graduellement.

TRAITEMENT DES HÉMORRHOÏDES DE L'ÉTAT PUERPÉRAL.

M. Chéron traite les hémorrhoïdes, qui apparaissent après l'accouchement, chez les femmes arthritiques, qui ont eu à souffrir pendant la grossesse de congestion exagérée et de constipation, par la pommade suivante :

Poudre d'yeux d'écrevisses.	1 gramme.
Axonge.................	60 —

Avec une petite seringue, dont la canule est terminée par un renflement olivaire, il injecte matin et soir dans l'ampoule rectale une dizaine de grammes de cette pommade; de plus, il administre après chaque repas une de ces pilules :

Poudre de capsicum..... 5 grammes.
20 pilules.

Enfin, il réagit sur la moelle lombaire par des frictions ou l'application d'une compresse de flanelle imbibée du mélange suivant :

Chloroforme..........	25	grammes.
Alcoolat de fioraventi..	150	—

TRAITEMENT MÉDICAL DES HÉMORRHOÏDES (Sahal).

Après chaque selle, un lavage préalable ayant été fait avec de l'eau chaude ou froide, on applique matin et soir la pommade suivante :

Iodoforme.......	4	grammes.
Poudre d'opium..	1	—
Vaseline.........	30	—

Quatre grammes de tannin ajoutées à cette pommade enlève l'odeur de l'iodoforme.

Il faut entretenir la liberté du ventre en faisant prendre une ou deux cuillerées à thé dans de l'eau, le soir, en se mettant au lit, du mélange suivant :

Sulfate de magnésie....	15	grammes.
Carbonate de magnésie..	15	—
Soufre précipité........	15	—
Sucre de lait...........	15	—
Poudre d'anis..........	8	—

INJECTIONS IRRITANTES DANS LES HERNIES (Waren).

M. Waren a obtenu de nombreux succès pour la cure des hernies par des injections irritantes sur le tissu cellulaire dans le voisinage des anneaux. Chez les jeunes enfants et jusqu'à l'âge de 5 ans, il emploie un extrait aqueux d'écorce de chêne ; pour les enfants de 5 à 15 ans, l'extrait aqueux est distillé à consistance de glycérine et additionné de 10 gouttes d'éther sulfurique pour 40 centigr. — Dans les cas de hernies congénitales anciennes, M. Waren emploie le liquide suivant :

Extrait sirupeux d'écorce de chêne..............	16	grammes.
Éther sulfurique	4	—
Alcool absolu..........	4	—

Sulfate de morphine....	5 à 10 centigr.

La seringue contient 2 grammes de ce mélange. L'aiguille a la forme d'une spirale; elle est percée de trous sur les côtés, de telle sorte que le liquide soit injecté perpendiculairement. Il se produit une inflammation locale assez vive, et les parties s'accolent de façon à fermer les anneaux. Le malade doit garder le lit une quinzaine de jours. Les parties doivent être soutenues pendant un certain temps à l'aide d'un petit bandage compressif ou d'un léger appareil herniaire. Les grandes fatigues et les efforts doivent être évités jusqu'à ce que le anneaux soient consolidés.

HERPÈS.

Laver la vésicule ulcérée avec de l'hypochlorite de soude liquide étendu de la moitié de son volume d'eau ; recouvrir cette lacération d'un tampon d'ouate chargé de la poudre suivante :

Sous-nitrate de bismuth..	4 grammes.
Calomel................	1 —
Oxyde de zinc...........	1 —

Recommander le repos absolu et administrer des bains de son ou d'amidon ; prescrire à l'intérieur les préparations opiacées et le bromure de potassium (A. Fournier).

HOQUET.

POTION CONTRE LE HOQUET (Park).

Bromure de potassium..	4	grammes.
Teinture de sumbul....	2	—
Teinture de jusquiame..	4	—
Eau camphrée	50	—

M. Par cuillerées toutes les deux heures.

AUTRE FORMULE (Marage).

Huile d'amandes douces..	60	grammes.
Sirop diacode............	30	—
Sirop de menthe poivrée..	12	—
Chloroforme.............	2	—

M. Par cuillerées toutes les trois heures.

HYDROPISIE.

OXYMEL DIURÉTIQUE DE BEAUJON (Gubler).

Teinture alcoolique de digitale.	10 gr.
Extrait aqueux d'ergot de seigle.	10 —
Acide gallique................	5 —
Bromure de potassium.........	30 —
Eau de laurier cerise..........	30 —
Sirop de cerise..............	400 —
Oxymel scillitique...........	515 —

Une cuillerée par jour.

ÉLECTUAIRE DE CRUVEILHIER.

Poudre de séné.......	4	grammes.
Scammonée..........	1	—
Gomme gutte.........	30	centigr.
Jalap...............	4	grammes.
Sirop de nerprun.....	30	—
Miel................	30	—

VIN DE DEBREYNE (vin majeur).

Jalap concassé.......	8	grammes.
Scille sèche..........	8	—
Azotate de potasse...	15	—
Vin blanc...........	1000	—

Faites macérer vingt-quatre heures et filtrez.

VIN DE SCILLE COMPOSÉ (Trousseau).

Squames de scille...	8	grammes.
Feuilles de digitale..	8	—
Cannelle fine.......	12	—
Acétate de potasse..	15	—
Vin de Madère......	500	—

F. s. a. — De 1 à 4 cuillerées à soupe le matin à jeun, pour combattre diverses formes d'hydropisie.

VIN DE DEBREYNE (vin mineur).

Baies de genièvre....	20	grammes.
Azotate de potasse...	6	—
Vin blanc...........	500	—

Faites macérer les baies pendant quatre ou cinq jours, passez et exprimez; faites dissoudre l'azotate de potasse, quantité nécessaire, puis filtrez.

TRAITEMENT DE L'HYDROPISIE D'ORIGINE CARDIAQUE (G. Sée).

Extrait de scille...	1 gramme.
Poudre de scille...	50 centigr.

Pour 10 pilules. 5 à 10 par jour.

HYDROCÈLE.

TRAITEMENT DE L'HYDROCÈLE CHEZ LES ENFANTS.

Le Dr Augé fait des badigeonnages quotidiens ou bi-quotidiens avec de bon collodion riciné sur les bourses ou, sur la tumeur du cordon, si l'hydrocèle siège dans l'épaisseur du cordon.

Le Dr Augé a fait plusieurs fois ces applications sur des enfants de 2 à 8 ans ; il n'a eu jamais besoin de recourir à la ponction pour les guérir.

TRAITEMENT DE L'HYDROCÈLE PAR LES INJECTIONS PHÉNIQUÉES (Schœtzke).

Le Dr Schœtzke, de Trebnitz, pratique après la ponction une injection de 15 grammes d'une solution phéniquée à 8 % et applique ensuite sur le scrotum un bandage compressi en diachylon. La réaction qui suit l'injection à 8 % est assez vive pour que l'auteur con seille d'en pratiquer d'abord une à 3 ou 5 % insuffisante pour amener la guérison, mai qui habituera le patient à tolérer la solution plus concentrée.

HYPOCHONDRIE.

MIXTURE EXHILARANTE (Luton).

Teinture d'ergot de seigle..... 5 gr.
Solution de phosphate de soude
au 1/10 .... 15 gr.

Mêlez dans un quart de verre d'eau sucrée A prendre en une fois, à jeûn, dans l'hypo chondrie. Cette mixture se prescrit aussi dan la lypémanie, la mélancolie et l'adynamie d la chlorose et de l'aménorrhée.

ICTHYOSE.

TRAITEMENT DE L'IÇTHYOSE (J. Simon).

M. Jules Simon traite uniquement cette maladie par les bains de savon, des bains alcalins, et interdit les substances irritantes telles que coquillages, café, thé, alcool, etc.

INCONTINENCE D'URINE NOCTURNE DES ENFANTS.

(Mondière.)

Extrait de noix vomique.	40	centigr.
Oxyde noir de fer.......	4	—

Faites 24 pilules. Trois par jour.

Autre formule.

(Faure.)

Sous-carbonate de fer...	15	centigr
Extrait de belladone.....	3	—
Noix vomique pulvérisée.	3	—

pour une prise. Une chaque jour pendant huit jours.

Autre formule.

(Chabrely.)

Baume styrax purifié.....	6	grammes.
— du Pérou..........	6	—
Miel blanc..............	90	—
Gomme arabique pulvérisée	5	—

Une cuillerée à café matin et soir.

TRAITEMENT DE L'INCONTINENCE D'URINE PAR LES INJECTIONS HYPODERMIQUES DE NITRATE DE STRYCHNINE (Kelp).

Le Dr Kelp, dans les cas rebelles d'incontinence d'urine, préconise l'injection hypodermique de nitrate de strychnine. Il en injecte dans le voisinage du rectum, une seule dose très faible qui suffit habituellement pour enrayer momentanément la maladie. Quand l'incontinence reparaît, on renouvelle l'injection.

ICTÈRE

TRAITEMENT DE L'ICTÈRE PAR RÉTENTION (Cook).

Administrer tous les deux jours de 1 gr. 50 à 3 grammes d'ipécacuanha; c'est un remède héroïque qui a une action topique sur le duodénum et sur les tractus muqueux des conduits biliaires.

INJECTIONS HYPODERMIQUES

DOSES LES PLUS USUELLES DES MÉDICAMENTS EMPLOYÉS EN INJECTIONS HYPODERMIQUES.

Parmi les seringues en usage pour les injections hypodermiques, on doit préférer celles qui ont une capacité de 1 gramme, et sont divisées en dix parties égales. Chaque division correspond ainsi à un décigramme de liquide. Si on prend comme dissolvant de chaque médicament la petite quantité de 10 grammes, chaque division correspondra à 10 centigrammes de liquide, c'est-à-dire à la 100e partie de la substance, tandis que tout le contenu de la seringue en contiendra la 10e partie.

Acide phénique, 0,10 ; eau distillée, 10,0 ; la moitié ou la totalité d'une pleine seringue en une fois ; de cette façon on injectera 0 gr. 005 à 0,01 d'acide phénique.

Aconitine, 0,10 ; eau distillée, 10,0 ; de 2 à 5 divisions de la seringue à chaque fois. — 0,002 à 0,005 d'aconitine.

Anomorphine, (chlorhydrate d') 0,10 ; eau distillée, 10 gr. ; 3 à 7 dixièmes de seringue de 0,0003 à 0,007 (vomitif).

Atropine (sulfate d'), 0,10 ; eau distillée, 10 ; 1 à 2 dixièmes de seringue, de 0,001 à 0,002 d'atropine.

Calomelas, 0,30; eau distillée et glycérine ana 5,9; la moitié d'une seringue à chaque fois, 0,005 à 0,008 de calomelas.

Camphre, 0,50; d'huile d'amande douce 10; une demi seringue, de 0,005 à 0,10; de camphre

Quinine, (sulfate bromhydrate ou chlorhydrate de), 1,0; acide chlorhydrique dilué, 5 gouttes; eau distillée ou éther sulfurique, 10; de 3 à 10 dixièmes de séringue, de 0,03 à 0,10 de quinine.

Caféine pure, 0,5; eau distillée et alcool dilué, ana, 5 gr.; de 2 dixièmes à une pleine seringue de 0,01 à 0,05 de caféine.

Conicine, 0,04; eau distillée et alcool dilué ana 5 gr.; de 1/4 à une pleine seringue, de 0,001 à 0,004.

Curare, 0,1; eau distillée, 5 gr.; une goutte d'acide chlorhydrique, de 1 à 3 dixièmes de seringue, de 0,002 à 0,006 de curare.

Digitaline, 0,05; eau distillée et alcool dilué ana 5 gr,; de 1 à 5 dixièmes de seringue, de 0,0005 à 0,001 de digitaline.

Emétine pure, 0,1; eau distillée, 10 gr.; un dixième de seringue, c'est-à-dire 0,001 d'émétine à répéter toutes les cinq minutes jusqu'à effet (petits abcès).

Iodure de potassium, 3,0; eau distillée, 10,0;

de demi à une seringue entière, de 0,15 à 0,20 d'iodure.

Morphine, (chlorhydrate de), 0,20 ; eau distillée 10 ; de 3, 5, 7 dixièmes à une pleine seringue c'est-à-dire de 0,003; 0,005; 0,007 à 0,02 de morphine.

Narcéine (chlorhydrate de), 0,20 ; eau distillée, 10; de 3, 5, 7 dixièmes à une pleine seringue de 0,003, 0,01, 0.014 à 0,02 de narcéine.

Nicotine, 0,04; eau distillée, 10 gr.; un quart de seringue à chaque fois, 0,001 de nicotine.

Pilocarpine, (chlorhydrate de), 0,20; eau distillée, 10; une demi seringue, soit 0,01 de pilocarpine.

Seigle ergoté, (Extrait aqueux de) 1,0; eau distillée et glycérine pure 10,0; de un quart à demi à une pleine seringue, 0,025; 0,05 à 0,10 de substance active. Ergotine, 0,50; eau distillée, 10 gr.

Solution arsénicale de Fowler de 2 à 3 gouttes par jour.

Strychnine, (nitrate de) 0,10; eau distillée, 10,0; de 2 à 6 dixièmes de seringue, de 0,002 à 0,006 de strychnine.

Sublimé corrosif, 0,10; eau distillée, 10; de demi à une pleine seringue, 0,005 à 0,01 de sublimé.

Teinture de chanvre indien, eau distillée ana 5 gr.; de 3 à 6 gouttes à chaque fois (petits abcès.

Teinture d'iode, de 2 à 7 dixièmes à une pleine seringue.

Teinture d'opium, de 5 à 15 gouttes (petits abcès).

Vératrine, 0,08; eau distillée et alcool dilué ana, 5 gr.; de 1 à 3 dixièmes de seringue de 0,001 à 0,003 de vératrine.

INSOMNIE.

TRAITEMENT DE L'INSOMNIE CHEZ LES ALIÉNÉS (Witich).

Camphre........	7 à 8 centigr.
Huile	q. s.

pour une injection hypodermique.

La dilatation est très rapide et le sommeil dure deux heures. On répète l'injection dès que l'agitation reparaît. Le camphre, d'après l'auteur, serait préférable à la morphine, au chloral, au bromure de potassium.

INSUFFISANCE AORTIQUE.

TRAITEMENT DE L'INSUFFISANCE ET RÉTRÉCISSEMENT DE L'ORIFICE AORTIQUE AVEC ATHÉROME DE LA CROSSE DE L'AORTE ET ANÉMIE (Vulpian),

Iodure de potassium...	50 centigr.
Sirop d'iodure de fer...	30 grammes.

M. A prendre en trois fois dans une tasse de tisane de feuilles d'oranger.

INSUFFISANCE MITRALE.

SOLUTION CONTRE LES SENSATIONS D'OPPRESSION (Dujardin-Beaumetz).

Bromure de potassium.	15 grammes.
Eau..................	250 —

Une cuillerée dans de la tisane ou du lait.

Autre formule.

Bromure de potassium........	15 gr.
Sirop d'éc. d'oranges amères...	250 —

INTERTRIGO

POMMADE CONTRE L'INTERTRIGO (Delaporte).

Acide borique porphyrisé.	5 grammes.
Baume du Pérou.........	1 —
Vaseline.................	25 —

IVRESSE.

POTION CONTRE L'IVRESSE.

Acétate d'ammoniaque......	15 gr.
Sirop de fleurs d'oranger....	45 —
Infusion de thé.............	100 —

M. A prendre en quatre fois à un quar d'heure d'intervalle.

KÉRATITE.

TRAITEMENT DES KÉRATITES STRUMEUSES (Dehenne).

1° Instiller quatre fois par jour dans l'œi malade 4 à 5 gouttes du collyre suivant :

Sulfate neutre d'atropine.	5 centigr.
Eau distillée............	20 grammes.

Recommandation expresse de s'abstenir d tout collyre métallique, qui laisserait de traces indélébiles de véritables leucomes mé talliques. Se défier aussi dans ces cas là d collyre à l'ésérine. (Toute affection de la co née s'accompagnant fréquemment d'iritis, il formait des synéchies postérieures.)

2° Chaque soir, insérer à l'aide d'un pet pinceau, entre les paupières, gros comme u lentille de la pommade suivante :

Oxyde jaune d'hydrargyre obtenu par précipitation.	1 gramme.
Vaseline................	15 —

3° Appliquer quatre fois par jour pendа cinq minutes, sur l'œil malade, des compress d'eau de camomille chaude.

4° Une cuillerée à bouche d'huile de foie morue tous les matins.

LAIT

Le Dr Brochard emploie le traitement suivant pour faire passer le lait, tisane de menthe; camphre, un gramme ; en 10 pilules dans le cours de la journée; lotions sur les seins avec de l'eau-de-vie camphrée.

LARYNGITE.

TRAITEMENT DES LARYNGITES INFANTILES (J. Simon).

Alcoolature de racines d'aconit.	10 gouttes.
Teinture de belladone.........	10 —
Eau de laurier cerise..........	15 gramm.
Eau de fleurs d'oranger.......	60 —
Eau de tilleul.................	60 —
Sirop simple..................	30 —

Par cuillerées à bouche. Si l'enfant ne dort pas, donner 5 grammes de codéine, pourvu que le petit malade soit sevré. Dans la laryngite striduleuse, les vomitifs sont souvent indiqués. Le traitement de l'accès consiste dans l'application d'une éponge très chaude et exprimée fortement devant le cou de l'enfant, selon la méthode de Trousseau.

TRAITEMENT DE LA PHTHISIE LARYNGÉE (Cadier).

Glycérine..................	50 grammes.
Arséniate de soude........	20 centigr.
Chlorhydrate de morphine.	20 —
Eau........................	100 grammes.

M. s. a. — Une cuillerée à bouche par pulvérisation chaude soulage efficacement la toux spasmodique des malades, en même temps qu'elle agit heureusement sur la sécrétion bronchique.

MIXTURE CONTRE LA LARYNGITE TUBERCULEUSE (Ingols).

Sulfate de morphine...	20 centig
Tannin pulvérisé.....	30 —
Acide phénique.......	4 gouttes.
Glycérine.............	30 grammes.

M. Application locale une ou deux fois par jour.

POUDRE CONTRE LA LARYNGITE TUBERCULEUSE (Johnson).

Iodoforme..............	3 gr. 50
Oxyde de zinc..........	2 — 10
Sulfate de morphine....	15 centigr.

M. Insufflations deux fois par jour.

TRAITEMENT DE LA LARYNGITE STRIDULEUSE. (J. Simon).

Après avoir ordonné un vomitif, M. Jules Simon prescrit la potion suivante :

Teinture d'aconit...	5 gouttes.
Teinture de belladone............	5 —
Sirop de tolu......	30 grammes.
Eau de fleurs d'oranger..........	60 —
Eau de tilleul.....	60 —

A faire prendre par cuillerées.

Si l'enfant tousse, on ajoute 5 à 10 centigrammes de kermès. Enfin, pendant la quinte de toux, on place au-devant du cou soit un sinapisme, soit une compresse d'eau chaude.

LARYNGO-BRONCHITE.

POTION CONTRE LA LARYNGO-BRONCHITE INFANTILE (J. Simon).

Alcoolature d'aconit......	10 gouttes.
Teinture de belladone....	10 —
Sirop de codéine..........	5 grammes.
— de tolu............	30 —
Eau de fleurs d'oranger...	60 —
— de laurier cerise.....	15 —
— de tilleul...........	60 —

M. s. a. — Une cuillerée à café toutes les trois heures environ.

LEUCORRHÉE.

INJECTION ASTRINGENTE (O. Réveil).

Noix de galle concassée.....	10 gr
Racine de bistorte concassée.	5 —
Feuilles de noyer..........	15 —
Eau	1000 —

M. s. a. — Faites bouillir jusqu'à réduction à 800 grammes et passez

LICHEN.

TRAITEMENT DU LICHEN RUBER (Vidal).

Acide tartrique........	1 gramme.
Glycérolé d'amidon.. .	20 —

Onctions matin et soir. Bains vinaigrés (dans un bain à l'eau de son on ajoute un litre de vinaigre).

Prescrire au malade des amers et des toniques. Les bains vinaigrés sont utiles dans les différentes sortes de lichen.

LUPUS.

TRAITEMENT D'UN LUPUS TUBERCULEUX GRAVE DE LA FACE. (A. Hardy)

1° Couvrir les parties envahies par le tubercule avec pommade ainsi formulée.

Biiodure de mercure.......	6 grammes.
Axonge....................	20 —

2° Huile de foie de morue, deux cuillerées a bouche matin et soir.

3° Prendre matin, et soir au commencement des deux principaux repas, une cuillerée à bouche de la solution suivante :

Chlorure de sodium........	15 grammes.
Iodure potassique.........	5 —
Eau distillée.............	300 —

(amélioration considérable en deux mois.)

TRAITEMENT DU LUPUS PAR L'IODURE D'AMIDON (Anderson).

Iode.....	1 gr. 44 centigr.
Amidon.	28 — 34 —

On triture l'iode avec une petité quantité d'eau (et non d'alcool); on ajoute graduellement l'amidon et on continue à triturer jusqu'à ce que le mélange ait pris une couleur bleue uniforme tellement foncée qu'elle approche du noir. — On sèche avec précaution et on conserve dans un flacon bien bouché. — La dose est d'une cuillerée à café dans de l'eau ou dans de la décoction de gruau trois fois par jour. On peut même élever la dose jusqu'à une once, dans certains cas.

MANIE FURIEUSE.

PILULES CONTRE LA MANIE FURIEUSE (John Gray)

Extrait de noix vomique......	40 centigr.
Chlorhydrate de morphine....	40 centigr.
Pipérine.....................	50 —
Hyosciamine.................	15 —

30 pilules, 2 le jour, 1 la nuit.

MÉMORRHAGIE.

SUPPOSITOIRES CONTRE LA MÉNORRHAGIE (Robert Bell).

Ergotine..........	25 centig. à 50 centig.
Huile de cacao.....	1 gram. 50 —
Vaseline..........	q s.

F. S. A. — Un suppositoire.

TRAITEMENT DE LA MÉNORRHAGIE ET DE LA MÉTRORRHAGIE (Humphrey).

Le Dr Humphrey prescrit la liqueur d'arséniate de potasse à la dose de 5 à 10 gouttes, trois fois par jour, en commençant dix jours avant l'époque présumée dans le cas de ménorrhagie. Dans le cas de métrorrhagie proprement dite, cette prescription doit être prolongée au moins durant deux mois.

MÉTRITE.

PILULES CONTRE LA MÉTRITE CHRONIQUE (Gallard).

Ergotine...................	5 grammes.
Carbonate de fer...........	5 —
Extrait gommeux d'opium.	25 centigr.

F. s. a. 50 pilules.

4 par jour aux femmes atteintes de métrite chronique à la première période, alors que l'utérus est mollasse, gorgé de sang ou de sérosité, sans qu'il y ait inflammation de la muqueuse de la cavité du corps ou du parenchyme de l'organe. Le traitement est continué huit à dix jours, puis interrompu pendant un temps égal, sauf à y revenir plus tard. On le cesse dès qu'il survient des coliques douloureuses ou bien que l'écoulement sanguin a notablement diminué.

SUPPOSITOIRES CONTRE LA MÉTRITE (Dalney).

Ergotine............	1 gr. 20
Extrait de belladone.	12 centigr.
Beurre de cacao.....	q. s.

pour 6 suppositoires.

Un suppositoire chaque soir, après une douche chaude, dans la métrite du col.

CRAYONS MÉDICAMENTEUX (Gallard).

Iodoforme ou sulfate de zinc ou perchlorure de fer......	2 gr. 50
Gélatine......................	2 — 50
Glycérine pure..............	5 gouttes.

Pour 10 crayons d'une longueur de 6 centimètres. — Ces crayons sont employés à diverses périodes du traitement de la métrite.

POMMADE CONTRE LA MÉTRITE CHRONIQUE (Tripier).

Extrait de digitale.	6 grammes.
Axonge	30 —

Enduire un tampon d'ouate avec une petite quantité de cette pommade, et le porter sur le col; le pansement est renouvelé tous les jours. — La digitale est, d'après M. Tripier, un antiphlogistique dans le sens étymologique du mot, car en faisant contracter les petits vaisseaux, elle s'oppose à l'inflammation.

MÉTRORRHAGIE.

POTION CONTRE LA MÉTRORRHAGIE POST-PUERPÉRALE (Courty).

Extrait de ratanhia......	4	grammes.
Ergotine de Bonjean.....	1	—
Extrait thébaïque........	10	centigram.
Infusion de digitale (0,30)	100	grammes.
Eau de fleurs d'oranger...	130	—
Teinture de cannelle.....	15	—
Sirop de grande consoude.	30	—

F. S. A. — Une potion dont M. Courty conseille de donner une cuillerée à soupe toutes les douze heures, ou toutes les six heures, ou plus souvent si c'est nécessaire, dans le cas de métrorrhagie survenant après l'accouchement par suite d'inertie secondaire de l'utérus, de rétentions de caillots ou de portions de placenta libres ou adhérentes, de déchirures du col ou du vagin, de rétroflexion, de production de fongosités sur la muqueuse, d'appauvrissement considérable du sang, etc. — Injections désinfectantes, compresses froides sur l'hypogastre, boissons fraiches et acidulées.

PILULES HÉMOSTATIQUES (Huchard).

Ergotine................	2	grammes.
Sulfate de quinine.......	2	—
Poudre de digitale.......	20	centigr.
Extrait de jusquiame....	20	—

20 pilules 5 à 8 où 10 par jour.

L'ergotine et le sulfate de quinine s'adressent à la contractilité des petits vaisseaux, la poudre de digitale à la circulation, et la jusquiame à l'élément irritatif ou douloureux.

TRAITEMENT DE LA MÉTRORRHAGIE (Chéron).

Teinture de capsicum....	3	grammes.
Rhum..................	30	—
Julep gommeux.........	120	—

A prendre par cuillerées à bouche toutes les deux heures.

TRAITEMENT DES MÉTRORRHAGIES PAR LE INDIAN HEMP OU HASCHISCH (Michel).

Teinture d'indian hemp.	2	grammes.
Sirop de sucre...........	30	—
Eau....................	120	—

Mêlez. — Une cuillerée à bouche toutes les cinq ou six heures.

L'auteur prétend que l'*indian hemp*, dont l'action sur le système nerveux est incontestable, a été trop négligé en France : 1° son action est double : à dose modérée, il est excitant et stimulant ; à haute dose, il est sédatif, calmant, jusqu'à produire la résolution musculaire et le sommeil ; 2° employé avec avantage dans la plupart des affections nerveuses, son utilité est démontrée dans la chorée, le tétanos, certains cas d'aliénation mentale, le delirium tremens et les névralgies ; 3° le réseau musculaire de l'utérus est particulièrement très sensible à son action.

Sous son influence, les métrorrhagies s'arrêtent et le travail de l'accouchement est activé, à tel point qn'on peut se demander s'il ne doit pas remplacer le seigle ergoté.

TRAITEMENT DE LA MÉTRORRHAGIE PAR LE CRAYON DE NITRATE D'ARGENT (Goupey).

Dans deux cas de métrorrhagie rebelle, le Dr Goupey a obtenu la guérison en introduisant dans la cavité utérine un crayon de nitrate d'argent qu'il laissa en place. Ce traitement amena la cessation des pertes et ne prouisit aucun accident.

MIGRAINE.

TRAITÈMENT DE LA MIGRAINE.

1° *Médication interne.* — Café, eau de fleur d'oranger, de romarin, hydrate de chloral bromure de potassium, sels de morphine, teinture d'aconit, sous-carbonnate de magnésie poudre de cubèbe, ammoniaque.

2° *applications sur la tête* —Éther sulfurique pommade d'autenrich et les formules suivantes :

Camphre................	30	grammes.
Alcool..................	50	—
Faites dissoudre et ajoutez.		
Amoniaque liquide......	60	—
Huile essentielle d'anis ..	8	—

On peut en faire respirer en même temps qu'on applique des compresses sur la tête et les tempes.

Ammoniaque liquide....	20	grammes.
Ether nitrique..........	20	—
Huile camphrée..........	18	—

Frictions sur les tempes.

MUGUET.

COLLUTOIRE CONTRE LE MUGUET.

Glycérine pure...........	30	grammes.
Borax..................	10	—
Essence de menthe.......	10	gouttes.
Teinture de pyrèthre.....	1	gramme.
Eau distillée............	200	—

TRAITEMENT DU MUGUET (Bazin).

Eau distillée.....	25 grammes.
Sublimé corrosif..	60 centigr.
Alcool...........	5 grammes.

A l'aide d'un pinceau en blaireau trempé dans ce liquide on touche les plaques de muguet une, deux ou trois fois par jour, selon la rapidité de la répullulation cryptogamique; ce moyen simple et sans danger, malgré la toxicité de l'agent employé, réussit toujours et très vite, à moins que la végétation ne se soit réfugiée dans le pharynx et à la face postérieure du voile du palais, ce qui rend les applications plus difficiles, dans tous les cas, celles-ci devront autant que possible, être faites par le médecin.

NEPHRITE ALBUMINEUSE.

TRAITEMENT DE LA NÉPHRITE ALBUMINEUSE PAR LA PILOCARPINE.

La sudation abondante déterminée par l'injection sous-cutanée de chlorhydrate de pilocarpine paraît utilement suppléer à l'insuffisance de la sécrétion urinaire. Le Dr Langlet, de Reims, a traité avec succès un cas d'albuminurie de la grossesse par le jaborandi. Dans ce cas, ce médicament fut diurétique; il détermina même de l'hématurie. De son côté, le Dr Alexandro Cantiéri a obtenu de bons effets du jaborandi dans la néphrite parenchymateuse et la néphrite interstitielle.

L'infusion de jaborandi peut se prescrire à la dose de 5 grammes de feuilles infusées pendant quinze minutes dans 125 grammes d'eau bouillante, on peut atteindre 6 grammes; ne pas dépasser 2 grammes pour un enfant.

L'alcaloïde de jaborandi est plus souvent employé actuellement en injections hypodermiques dans les affections chroniques du rein, les épanchements séreux et l'œdème des membres inférieurs.

On prescrit ainsi le nitrate de pilocarpine à la dose de 1 à 4 centigrammes; pour le chlorhydrate de pilocarpine les doses doivent être plus aibles encore. La dissolution de ces sels peut être faite soit dans l'eau distillée, soit dans de l'eau de laurier-cerise, pour les injections hypodermiques. Il est utile de faire remarquer que le jaborandi (la pilocarpine), possède des propriétés sudorifiques et sialagogues très marquées, que c'est un hypercrinique puissant, et qu'il existe une contre-indication de ce médicament dans l'asthénie cardiaque, et toutes les fois que la tension artérielle est déjà abaissée et que les contractions cardiaques sont insuffisantes. Il faut signaler aussi l'antagonisme entre l'action de la pilocarpine et celle de l'atropine sur notre organisme. Ce dernier fait a été signalé par le professeur Vulpian et vérifié par les expériences de Strauss.

NÉVRALGIES.

TRAITEMENT DE LA NÉVRALGIE LOMBO ABDOMINALE CHEZ LES MALADES ATTEINTES D'AFFECTIONS UTÉRINES (J. Chéron).

Chloroforme.....	10	grammes.
Ether sulfurique.	15	—
Alcool camphré..	90	—

Frictions douces matin et soir sur la région lombaire.

Autre formule.

Chloroforme...........	10	grammes.
Ether sulfurique.......	15	—
Laudanum de Sydenham.	6	—
Glycérine.............	90	—

Frictions douces, matin et soir, sur la région des reins — laisser en place pendant une demi-heure une compresse de flanelle imbibée du mélange.

Pilules contre les névralgies syphilitiques (Mauriac).

Poudre d'iodoforme..	1 gramme 50.
Extrait et poudre de gentiane..........	Q. s.

20 pilules. 2 ou 3 chaque jour.

Injections contre les névralgies intermittentes (Köbner).

Chlorhydrate de quinine.	5 centigr. à 1 gr.
Glycérine................	2 grammes.
Eau distillée.............	2 —

4 injections.

Pommade antinévralgique (Giordano).

Extrait d'aconit......	3 grammes,
Ammoniaque liquide..	3 gouttes.
Axonge fraîche,......	30 grammes.

Mêlez. — Pour frictions sur les parties douloureuses.

POTION CONTRE LA NÉVRALGIE ÉPILEPTIFORME DE LA FACE (Féréol).

Sulfate de cuivre ammoniacal.	1 gr. 10 c.
Eau de laurier cerise..........	10 grammes
Sirop de morphine............	30 —

A prendre en deux fois avant le repas.

TRAITEMENT DE LA NÉVRALGIE DE LA CINQUIÈME PAIRE PAR LE SULFATE DE CUIVRE AMMONIACAL (Féréol).

La dose moyenne de ce médicament est de 10 à 15 centigrammes par jour, et on peut l'élever progressivement jusqu'à 30 ou même 50 centigrammes, suivant la susceptibilité particulière de chaque malade; les troubles digestifs déterminés par le médicament n'ont d'ailleurs pas de gravité. On peut l'administrer en pilules, de manière à fractionner suffisamment la dose. M. Féréol se sert habituellement de la potion suivante :

Sulf. de cuivre ammoniacal	10 à 15 centigr.
Sirop de fleurs d'oranger.	30 grammes.
Eau distillée............	100 —

Une par cuillerée à bouche au momen des repas.

TRAITEMENT DU NÆVUS PAR L'ÉTHYLATE DE SOUDE (Richardson).

Le Dr Richardson rapporte dans *The Lance* le cas d'un enfant de 13 mois, atteint de nævu de la région parotidienne droite, d'un dia mètre de 12 à 15 millimètres, proéminent, d couleur bleu foncé, augmentant de volume Après avoir inutilement essayé d'en arrête les progrès au moyen de la ligature, M. Ri chardson employa le badigeonnage avec un solution à demi saturée d'éthylate de soude L'application fut répétée trois fois en quinz jours, puis cinq fois encore à un mois d'inter valle les unes des autres. Au bout de ce temp le nævus était guéri.

L'application d'éthylate de soude ne donn lieu qu'à une douleur à peine perceptible.

OCCLUSION INTESTINALE.

TRAITEMENT DE L'ILÉUS PAR LE MASSAGE (Bush

Dans le cas de simple étranglement l'aute conseille de chercher à refouler le contenu d l'intestin de bas en haut ; dans les cas d'inva gination, il vaut mieux, selon lui, saisir la t meur par ses deux bouts en la prenant dans les deux sens opposés; ces mouvements ont pour effet, non seulement de réduire la masse stercorale, qui sera ensuite plus facilement déplacée par les mouvements de l'intestin, mais encore d'attirer en haut la portion invaginée de ce conduit, en bas la portion engainante et de détruire l'invagination dans le cas où des adhérences ne se seraient pas encore établies. On pourrait objecter que ce massage favorise la perforation de l'intestin étranglé ou invaginé : à quoi l'auteur répond que lorsqu'il y a danger de perforation, le météorisme et l'endolorissement de l'abdomen sont tels que le massage devient impossible à pratiquer.

ODONTALGIE.

MIXTURE CONTRE L'ODONTALGIE (Lemazurder).

Eau distillée de laurier cerise. 60 grammes.
Acétate de morphine......... 50 centig.

F. s. a.

On devra l'employer en gargarisme à la dose de 10 à 12 gouttes dans 60 grammes d'eau tiède, pour une fois. (Ne pas avaler.)

Autre mixture (Magitot).

T. Chloroforme....... 5 grammes.
Laudanum.......... 2 —
Teinture de benjoin. 10 —

MÉLANGE CONTRE L'ODONTALGIE (Bouchut).

T. Acide arsénieux.	3	grammes.
Morphine.......	1	—
Créosote........	9	gouttes.

Mêlez. — On introduit un peu de cette pâte dans la dent cariée préalablement nettoyée et on la recouvre de mastic en larmes.

GARGARISME ODONTALGIQUE (Pleuch).

Eau distillée de lavande.....	60	grammes.
Vinaigre distillé..............	60	—
Racine de pyrèthre..........	8	—
Hydrochlorate d'ammoniaque.	4	—
Extrait d'opium..............	10	centigr.

COLLUTOIRE CONTRE LES ACCIDENTS DE LA PREMIÈRE DENTITION.

Borate de soude.	50	centigr.
Laudanum.....	3	gouttes.
Miel blanc.....	15	grammes.

SIROP DELABARRE.

Safran.	3	grammes.
Tannin.	30	—
Miel ...	200	—
Eau....	100	—

M. f. s. a.

On étend avec le doigt quelques gouttes de ce sirop sur les gencives douloureuses des jeunes enfants.

ODONTALGIE

NARCOTIQUE CONTRE L'ODONTALGIE (Lindner).

Croton-chloral....	60 centigr.
Eau de menthe....	15 grammes.
Sirop de menthe..	15 —

A prendre en une fois dans un verre de vin.

CRAYON OPHTHALMIQUE (Legras).

Précipité rouge.......	30 centigr.
Sulfate de zinc.......	60 —
Vaseline.............	10 grammes.
Beurre de cacao.....	20 —

Autre crayon.

Précipité rouge..........	1 gr. 50
Camphre pulvérisé.......	1 — 50
cétate de plomb cristall.	1 — 50
Vaseline................	10 —
Beurre de cacao.........	20 —

OPHTHALMIE PURULENTE.

POMMADE CONTRE L'OPHTHALMIE PURULENTE (Galezowski).

Nitrate d'argent cristallisé.	2 à 5 centigr.
Vaseline..................	5 grammes.

F. s. a. — Deux ou trois fois par jour, on introduit cette pommade entre les paupières en quantité suffisante pour qu'elle baigne le globe oculaire. Dans le cas d'ophthalmie purulente et granuleuse, on commence par la dose la plus forte, quand on s'est assuré que l'œil la supporte et qu'elle ne provoque pas de trop vives douleurs. Cette pommade ne rancit pas et agit d'une manière plus persistante et plus durable que le nitrate d'argent employé en collyre ou sous forme de crayon mitigé.

ORCHITE.

EMPLATRE CALMANT RÉSOLUTIF (Ricord).

Emplâtre de Vigo..	10	grammes.
Extrait de ciguë....	10	—
Extrait d'opium....	1	—

Appliquer cet emplâtre dans le cas d'orchite ou de bubon subaigu.

TRAITEMENT DE L'ORCHITE PAR LES APPLICATIONS TOPIQUES D'IODOFORME (Sabadini).

M. le Dr Sabadini a communiqué dernièrement à la Société de médecine de Constantinople l'observation d'un malade atteint d'orchite blennorrhagique, qu'il a traité avec le plus grand succès par des applications d'iodoforme.

Il s'agissait d'un garçon d'hôtel chez qui le gonflement testiculaire était énorme et qui ne pouvait suspendre ses occupations pour se soigner sans s'exposer à perdre sa place. Le Dr Sabadini songea à employer l'iodoforme, d'après la méthode préconisée dans les Archives médicales belges par M. le Dr Bourdeaux, qui affirme que par ce traitement les douleurs vives disparaissent et les malades peuvent vaquer à leurs occupations. M. Sabadini fit faire sur la tumeur des applications d'une pommade composée de 4 grammes d'iodoforme pour 40 grammes de vaseline. Les effets furent remarquables; les douleurs cessèrent rapidement, le malade ne fut pas obligé de suspendre ses occupations qui le forçaient à rester debout toute la journée, et le gonflement disparut dans l'espace de huit jours.

ORGELET.

POMMADE CONTRE L'ORGELET.

Précipité rouge ou jaune. 3 centigr.
Axonge récente......... 10 grammes.

Mêlez avec soin. — Onctions matin et soir.

OREILLE (Maladies de l')

Le Dr Samuel Sexton, dans le New-York Medical Record, conseille à titre de topique, dans le conduit auditif externe, les préparations suivantes plus commodes que les poudres où produits de consistance sirupeuse employés d'habitude.

On prend de la ouate dégraissée telle qu'on la trouve dans le commerce ; elle est alors devenue très facile pour l'absorption des liquides ; on l'impreigne d'une solution médicamenteuse et on la laisse sécher.

Pour le pansement, après les injections nécessaires, on essuie le méat avec un peu de coton, puis on en fait un cylindre sur un stylet et on le porte ainsi dans l'oreille externe pour tamponner le conduit auditif. Après l'avoir introduit à la profondeur nécessaire, on retire le stylet par un mouvement de rotation inverse, et on peut encore pousser un peu de tampon à l'aide d'une pince.

On laissera le coton en place aussi longtemps qu'il sera utile, parce que sa présence est d'habitude bien supportée ; mais si l'on emploie un médicament énergique, il ne faut le laisser séjourner que peu de temps.

Les astringents anodins peuvent rester dix ou douze heures, si l'écoulement n'est pas très abondant. Quand l'écoulement est considérable, il faut retirer le tampon aussitot qu'il est saturé.

Voici un exemple des solutions employées pour saturer le coton dans les cas où la sécrétion est abondante : Borax, 20 pour cent ; sulfate de zinc, 2 pour cent ; tannin, 5 pour cent; acide salicylique, 5 pour cent ; alun, 3 pour cent.

Le coton à l'acide salicylique est excellent dans les cas de suppurations fétides. On en trouve du reste facilement dans le commerce.

Quand on ne peut se procurer de la ouate préparée pour être absorbante, on la prépare suffisamment pour l'usage par des lessives successives.

TRAITEMENT DE L'OTITE MOYENNE ET DE L'OTORRHÉE (Pollock).

Dans l'otite moyenne et dans l'otorrhée, lorsque le traitement par le cathétérisme et par les pulvérisations iodées ne réussit pas, Pollock emploie l'iodoforme. — Après avoir nettoyé soigneusement et jusqu'au fond le conduit auditif externe avec un pinceau de ouate très fine, il insufle, au moyen d'un tube de verre une poudre contenant 2 parties d'iodoforme et 1 de tannin dans l'oreille, parfois jusque dans l'oreille moyenne, s'il existe une perforation du tympan.

VAPEURS DE CHLOROFORME DANS LES DOULEURS D'OREILLES (Morgan).

Le Dr Morgan prend une pipe de terre neuve, en remplit le fourneau avec du coton sur lequel il verse quelques gouttes de chloroforme, puis il met le tuyau dans le conduit auditif externe et souffle dans le fourneau en appliquant ses lèvres autour ; il établit ainsi un courant de chloroforme sur le tympan.

OTITE.

SOLUTION CONTRE L'OTITE MOYENNE AIGUE (Théobald).

Sulfate neutre d'atropine.	10 centîgr.
Eau distillée...............	30 grmmes.

Instiller 8 à 10 gouttes de cette solution.

Dans le cas de congestion des vaisseaux labyrinthiques dans l'otite interne, Wouke fait des instillations d'acide bromhydrique (15 gouttes). Il agit, dit l'auteur, d'une façon vraiment spécifique.

OTORRHÉE.

SOLUTION BRISSON CONTRE L'OTORRHÉE SANS LÉSIONS OSSEUSES.

Eau distillée..........	100	grammes.
Hydrate de chloral....	3	—
Sulfate d'alumine......	5	—

Instiller dans l'oreille malade, cinq fois par jour, quelques gouttes tièdes de ce mélange; accompagner le traitement local par un traitement général constitutionnel pour prévenir les récidives.

OZÈNE.

INJECTION CONTRE L'OZÈNE.

Acide tannique.....	1	gramme.
Glycérine pure.......	50	—

Faites dissoudre. Après avoir fait passer à travers les fosses nasales un litre de solution de sel marin, on y injecte deux fois par jour, pendant cinq minutes, au moyen d'un pulvérisateur, la solution de glycérine et de tannin. Quinze jours plus tard, on lui substitue une solution d'acétate d'alumine, d'abord à 60 centigr., puis à un gramme pour cent. A mesure que les sécrétions catarrhales diminuent d'abondance et de fétidité, on restreint le nombre de douches et de pulvérisations.

POUDRE CONTRE L'OZÈNE (Letzel).

Iodoforme.......... 2 grammes.
Gomme arabique... 10 —

3 à 5 prises par jour. Avant de faire prendre les prises, il faut administrer au malade une douche nasale, et, au besoin, enlever les croûtes qui tapissent les fosses nasales. Deux malades, qui depuis des mois avaient eu recours à tous les remèdes possibles sans la moindre amélioration, ont été guéris au bout de quinze jours de traitement.

PANARIS.

TRAITEMENT DU PANARIS (Nicaise).

Le Dr Nicaise résume ainsi le traitement du panaris. Il faut, dit-il, placer le bras dans une écharpe, en élevant la main autant que possible. — La position est importante. — Puis vous prescrivez des bains locaux, deux à trois fois par jour, chacun de une heure à une heure et demie : bains émollients d'eau de guimauve à laquelle vous ajoutez de l'acide phénique en cas de plaie. Dans l'intervalle des bains, de larges cataplasmes sont appliqués, recouverts de taffetas gommé. En même temps vous ne devez pas négliger les révulsifs intestinaux. Si, malgré ces soins, l'amélioration ne se produit pas, si les souffrances continuent, si l'insomnie persiste, vous ne devez pas hésiter plus longtemps à recourir au bistouri ; vers le troisième ou le quatrième jour, il faut inciser le doigt malade en un point déterminé, en celui où par la pression on produit une sensation de piqûre violente ; et, si les douleurs reviennent, si l'amendement qui suit toujours immédiatement le débridement ne se maintient pas, incisez de nouveau. J'ai insisté sur ces poussées successives qui se montrent quelquefois dans le panaris.

Après l'incision, on applique sur le doigt des cataplasmes émollients recouverts d'huile phéniquée.

Pour abréger la marche de la maladie, pour éviter les incisions successives, si souvent nécessaires, on a songé à des opérations plus radicales dès le début, — je veux parler du curage et de l'incision par transfixion de la pulpe du doigt.

Le curage se fait par incision suffisante, à travers laquelle on passe une curette qui fait l'abrasion de la pulpe du doigt. Ce traitement a été proposé également pour l'anthrax.

Dans l'incision par transfixion, que je suis disposé à proposer pour certains cas, on taille une sorte de lambeau palmaire qui ouvre la plupart des alvéoles, permet l'expansion facile des exsudats et empêche l'étranglement ; l'inflammation n'aura pas alors le temps de gagner le périoste et l'os. Cette opération conviendrait quand l'on craint l'inflammation de toute la pulpe, que celle-ci est gonflée et douloureuse dans tous ses points.

TRAITEMENT DU PANNUS.

Iodoforme	āā parties égales.
Poudre de sucre.	

Mêlez. — Pour faire chaque jour, le matin, une insuflation dans l'œil.

POTION CONTRE LA PNEUMONIE DES ENFANTS (J. Simon).

Teinture de digitale.	5 à 10 gouttes.
Eau-de-vie	10 grammes.
Vin de Malaga......	25 —
Julep gommeux.....	q. s.

PARASITICIDES.

ONGUENT PARASITICIDE (Newmann).

Poudre de semences de cévadille.	5 parties.
Onguent simple...............	50 —

Autre formule (Newmann).

Baume de Pérou............	5	parties.
Pétrole.....................	100	—

On brosse légèrement le cuir chevelu, avec ces préparations, puis on fait des frictions d'esprit de savon. On peut aussi employer la solution suivante en frictions.

Acide phénique........	5	grammes.
Alcool	500	—

TRAITEMENT DE LA PARALYSIE INFANTILE (J. Simon).

Le traitement de la paralysie infantile varie suivant les périodes auxquelles est parvenue la maladie.

Première période. — Au début, la paralysie infantile doit être traitée très activement. Employez alors les révulsifs non douloureux, les ventouses sèches, les bains d'air chaud, au besoin quelques vésicatoires, mais ceux-ci ne doivent pas rester longtemps appliqués. Ajoutez à cela les calmants, la ciguë, l'aconit (10 à 15 gouttes de teinture par jour).

A la période de *maladie confirmée*, c'est aux stimulants que vous devez avoir recours : teinture de noix vomique (1 gr.) associée à une teinture amère de quinquina, de cascarille, de colombo (5 gr. de chaque, soit 15 gr.). gramme de ce mélange donne une goutte de teinture de noix vomique; on prescrit 2 gouttes avant le repas, et l'on va jusqu'à 10 gouttes par vingt-quatre heures. On emploie aussi les bains sulfureux, le massage et les courants électriques. Il faudra employer les courants continus doux. Les appliquer de haut en bas, c'est-à-dire le pôle positif étant en haut et le pôle négatif étant en bas ; le premier sur la colonne vertébrale, le deuxième sur les parties malades. Il ne faut pas oublier que cette électrothérapie peut produire des eschares (même avec trois éléments seulement). Aussi faut-il déplacer le rhéophore et l'envelopper dans un linge mouillé d'eau salée. La séance dure vingt minutes à une demi-heure tous les jours.

Les massages doivent consister à pétrir le membre paralysé, de façon à stimuler les capillaires et à réveiller leur ténacité. Dans le même sens, on réussit bien avec la flagellation, les frictions avec les substances chaudes, le baume de Fioraventi, la noix vomique, les eaux sulfureuses, les bains de mer, etc., etc. Plus tard, quand la maladie est déjà avancée et que les muscles ont été envahis par la dégénérescence graisseuse, et sont par conséquent inaccessibles à l'électricité, vous devrez avoir recours aux appareils orthopédiques, aux bottines construites pour prévenir les difformités. A la période ultime de la maladie, quand ces difformités sont déjà produites, ces moyens mécaniques sont même impuissants.

POTION A L'ESSENCE DE TÉRÉBENTHINE DANS LES PARALYSIES (Grow).

Essence de térébenthine.	30	grammes.
— de lavande.....	4	—
Mucilage de gomme.....	90	—

M. f. s. a. — A prendre 3 cuillerées à café dans les vingt-quatre heures.

Le Dr Grow dit avoir obtenu des résultats sérieux, dans les paralysies, avec l'essence de térébenthine. Chez un sujet paraplégique depuis trois ans, cette médication produisit une grande amélioration dès la première semaine. Au bout de quatre mois, le malade pouvait marcher avec une canne.

PELADE.

TRAITEMENT D'UNE PELADE LIMITÉE A LA LÈVRE SUPÉRIEURE (A. Hardy).

1° Epiler ce qui reste de la moustache, puis raser toute la lèvre supérieure.

2° Raser deux fois par semaine et lavage des parties rasées avec :

Sublimé........	25 centigrammes.
Alcool..........	q. s.
Eau distillée....	300 grammes.

3° Faire chaque jour une friction avec pommade suivante :

Turbith minéral....	2	grammes.
Camphre............	1	—
Axonge.............	30	—

4° Prendre un bain sulfureux toutes les semaines.

PÉRIMÉTRITE.

TRAITEMENT DE LA PÉRIMÉTRITE (Chéron).

Extrait de digitale...	4 grammes.
Alcool..............	q. s.
Axonge..............	40 grammes.

Appliquer sur le col un tampon d'ouate imprégné de :

Glycérolé d'amidon..	60	grammes.	
Extrait de digitale...	2	—	M.

PÉRITONITE.

TRAITEMENT DE LA PÉRITONITE (Siredey et Danlos.)

Au début de la péritonite aiguë, on applique

20 ou 30 sangsues sur les points douloureux, et on laisse couler le sang pendant un temps variable, selon la force du sujet. On réitère, s'il le faut, cette émission sanguine. Après les sangsues, on dispose sur le ventre un linge plusieurs fois replié, et sur ce linge on place une vessie imperméable remplie de glace, en ayant soin qu'il n'y ait jamais d'interruption dans l'application du froid. — Parmi les révulsifs, on peut recourir à l'essence de térébenthine. On en imbibe une flanelle qu'on pose sur la paroi abdominale et qu'on recouvre d'un taffetas gommé. Si la douleur est trop grande, on enlève ce dernier.

Les onctions d'onguent mercuriel, simple ou belladoné, rendent également des services et conviennent à toutes les périodes. Il en est de même de la glace ; tandis que les sangsues et les révulsifs ne sont applicables qu'au début. — Pour combattre les vomissements, faire prendre des boissons glacées ou sucer des morceaux de glace. — Dans la pelvi-péritonite, l'enduit de collodion élastique préconisé par le Dr Robert de Lotour, jouit d'une action sédative manifeste. L'opium est indiqué au début, et il doit être administré à doses élevées.

Le sulfate de quinine seul associé à l'opium est particulièrement utile dans la pelvi-péritonite puerpérale.

PEMPHIGUS.

TRAITEMENT DU PEMPHIGUS BULLEUX CHRONIQUE (Hardy).

S''abstenir de bains et d'applications humides qui favorisent la formation des bulles; se contenter de faire projeter sur les parties malades des poudres d'amidon, de tan, de quinquina. Sur les ulcérations, consécutives à la rupture des bulles, appliquer des compresses enduites de cérat frais ou de glycérine ou, mieux encore, du liniment oléo-calcaire. Après ce dernier pansement, entourer les membres d'une couche d'ouate, maintenue par des bandes, et qu'on laisse à demeure pendant plusieurs jours. Le traitement interne réclame les toniques en général, et en particulier les préparations de quinquina et de fer. Dans quelques cas on a administré avec succès la solution d'arséniate de soude à la dose de 5 milligrammes à 1 centigramme par jour ou l'arséniate de fer à la dose de 1 à 3 centigrammes dans les vingt-quatre heures. Nourriture fortifiante, se préserver du froid et de l'humidité.

PHLEGMATIA ALBA DOLENS.

TRAITEMENT DE LA PHLEGMATIA ALBA DOLENS (Troisier).

M. E. Troisier résume ainsi dans sa thèse d'agrégation, les moyens thérapeutiques employés pour le traitement de la phlegmatia alba dolens chez la femme enceinte : application de sangsues si la douleur est bien localisée, et de ventouses scarifiées si elle est vague, diffuse ; frictions avec la pommade mercurielle simple ou belladonée jusqu'à salivation, application d'un vésicatoire (Gendrin, Nonat), quand le mal est très limité. Il rejette la compression faite à l'aide d'un bandage roulé, parce qu'elle a le grave inconvénient, si méhodiquement, qu'elle soit faite, d'exaspérer la douleur Il conseille les laxatifs doux, et, à l'exemple des médecins anglais, le calomel à l'intérieur, en l'associant au camphre, ou à l'opium, ou à la digitale.

Le membre sera enveloppé de cataplasmes émiollents ou doucement frictionné de pommades et de liniments narcotiques, composés avec le baume tranquille, le laudanum, l'extrait de belladone (Grisolle); Trousseau, recommande l'emploi des sachets de sable chaud.

On mettra le membre dans une position horizontale ou inclinée, en évitant au moyen du cerceau, le poids des couvertures.

La malade gardera le lit plusieurs semaines elle évitera des mouvements brusques, qui souvent facilitent la rupture ou le détachement des caillots. Pour le même motif, jamais on ne devra frictionner trop énergiquement les parties atteintes.

La compression inutile, sinon dangereuse au début des accidents, est le moyen le plus efficace à employer contre l'œdème persistant. Quelquefois les malades seront condamnés toute leur vie au port d'un bas élastique.

Le même traitement convient à la phlegmatia de la convalescence des maladies aiguës.

Les liniments narcotiques, la position, les cataplasmes et les fomentations émollientes, tels sont les seuls moyens à employer dans les cas d'œdème douloureux qui se montrent à la dernière période des maladies organiques.

PHARYNGITE.

Dans les pharyngites chroniques avec développement exagéré des veines du pharynx et sécrétion muco-purulente, le traitement suivant donne de bons résultats.

Appliquer largement et deux fois par jour le collutoire suivant sur le pharynx au moyen d'un pinceau :

Ergotine..........	1	gramme.
Teinture d'iode....	4	—
Glycérine	30	—

PHTHISIE.

TRAITEMENT DES SUEURS DES PHTHISIQUES.

Le Paris médical rappelle d'après M. Murrel divers médicaments employés dans ce but.

L'oxyde de zinc, à la dose de 25 à 50 centigr. le soir.

Le sulfate d'atropine en injections hypodermiques de 1[2 milligramme, ou encore par l'estomac, à la dose de 1 milligramme tous les soirs.

L'acide gallique à la dose de 1 centigr. à 1 gramme.

La poudre de Dower à 25 ou 50 centigr. par jour.

La picrotoxine à la dose de 1[2 milligram. puis 1, puis 2 milligr. le soir, les jours suivants.

TRAITEMENT DE LA PHTHISIE PULMONAIRE AU 2e ET 3e DEGRÉS (Vulpian).

Hypophosphite de soude.	1 gr. 50.	
Sirop de tolu............	60 gr.	M.

A prendre par cueillerée d'heure en heure, de deux heures en deux heures entre les repas, dans une petite tasse de tisane pectorale ou de lait tiède.

ADMINISTRATION DE LA CRÉOSOTE AUX PHTHISIQUES.

Créosote pure..........	8 grammes.
Sirop de groseilles......	60 —
Glycérine.............	60 — M.

Une cuillerée à bouche dans de l'eau sucrée.

TRAITEMENT DE LA TOUX IRRITANTE ET SPASMODIQUE DE LA PHTHISIE (Rendu).

Iodoforme........	2 centigrammes.

En granules dont on donne 4 à 5 par jour.

PILULES CONTRE LA TOUX DES PHTHISIQUES (Girard).

Masse de cynoglosse...	50 centig.
Tartre stibié...........	5 —

1 toutes les quatre heures.

POTION CONTRE LA TOUX DES PHTHISIQUES (Girard).

Acide prussique officinal	4 gouttes.
Laudanum de Rousseau.	4 —
Eau de laitue.............	120 gr. M.

Une cuillerée à bouche quatre fois par jour.

INJECTIONS HYPODERMIQUES D'ERGOTINE POUR CALMER LA TOUX (James Allan).

L'ergotine en injections hypodermiques, à la dose de 5 à 15 centigrammes, est un agent d'une grande puissance pour atténuer les quintes de toux dans les diverses affections des poumons et diminuer les crachats. Au lieu de provoquer, comme certains médicaments, un trouble général hors de proportion avec les effets qu'ils peuvent produire, l'ergotine ne détermine aucune incommodité. Cependant, l'injection éveille une irritation locale ; administrée sous la peau, elle peut provoquer un abcès ; il vaudrait mieux l'enfoncer profondément dans un muscle, le deltoïde, par exemple. Les effets sédatifs persistent pendant un jour ou deux. Dans les quintes de toux fatiguantes des phthisiques avancés suivies assez souvent d'hémoptysies parfois mortelles, l'ergotine est indiquée à tous les points de vue. L'ergotine administrée à l'intérieur, à doses faibles ou fortes, ne semble pas donner les mêmes résultats.

GLYCÉRINE AROMATIQUE ALCOOLISÉE (Jaccoud).

Glycérine...........	40 grammes.
Rhum ou cognac....	10 —
Essence de menthe.	1 goutte.

Cette composition dont la saveur est agréable, est bien tolérée par l'estomac, même après plusieurs mois d'usage non interrompu; elle n'amène ni satiété, ni dégoût. L'addition de cognac ou de rhum à la glycérine a simplement pour but de modifier la saveur insipide de cette drogue simple et d'en aider la digestion ; elle n'a pas pour objet la médication alcoolique, la dose, à ce point de vue, serait tout à fait insuffisante ; et de plus, l'association serait illogique, puisque la glycérine est une espèce d'alcool. — La quantité de glycérine indiquée représente une dose *quotidienne minimum* ; on peut l'élever à 50 et 60 grammes, mais on ne doit atteindre cette dernière quantité que chez les personnes qui ne présentent aucun signe d'excitabilité anormale du système nerveux ou du cœur. D'ailleurs, une agitation ou une loquacité insolite; une insomnie opiniâtre et, en l'absence de tout accident pyritogène, une élévation persistante de la chaleur animale supérieure à 0°5, par rapport à la température moyenne de la période antérieure à la cure par la glycérine, annonceraient que la dose utile à été dépassée.

On doit employer la glycérine à titre d'excitant des fonctions digestives et d'agent d'épargne pendant la *période non fébrile de la phthisie commune* lorsque l'huile de foie de morue cesse d'être tolérée. Donnez la glycérine aromatique alcoolisée en deux ou trois prises, dans le courant de la journée, soit en dehors du repas, soit même au repas.

TRAITEMENT DE LA DIARRHÉE DES PHTHISIQUES (Hanot).

Les préparations opiaciées prises par la bouche ou en lavement, constituent le moyen le plus efficace à opposer à la diarrhée rebelle, qu'on observe aux dernières périodes de la tuberculisation pulmonaire. On prescrit le laudanum à la dose de 10 ou 15 gouttes, l'extrait thébaïque à la dose de 5 centigrammes, le diascordium à la dose de 2 à 4 grammes, seul ou associé au sous-nitrate de bismuth, à la craie, à l'eau de chaux. Les substances astringentes telles que le ratanhia, le tannin, le cachou, le colombo, sont également appelées à rendre des services.

Le Dr Graves conseillait le nitrate d'argent en pilules à la dose de 15 à 20 centigrammes. Le professeur Peter a obtenu des résultats avantageux du même remède, il le prescrit seulement à la dose de 3 à 5 centigrammes. Dans certaines formes de diarrhée, accompagnée de dyspepsie stomacale, la viande crue peut se montrer efficace. Quant à la diarrhée colliquative, elle a résisté jusqu'alors à toutes les médications dirigées contre elle.

PHTHISIE.

TRAITEMENT DE LA PHTHISIE PULMONAIRE PAR LES INHALATIONS DE BENZOATE DE SOUDE (Rokitanski).

On fait respirer aux malades le plus largement possible le courant d'un pulvérisateur à vapeur, où on a placé une solution de benzoate de soude à 5 pour 100. Le malade doit respirer chaque jour autant de grammes de benzoate de soude qu'il pèse de kilogrammes. Deux fois par jour, et pendant une heure chaque fois, on pulvérise dans sa chambre. Il se place en avant du pulvérisateur en abaissant sa langue et l'attirant au dehors, de façon à donner l'accès le plus large au liquide pulvérisé. Dans l'intervalle des séances, le patient doit se promener, faire de l'exercice, manger et suivre un régime tonique. L'amélioration est rapide, les sécrétions se modifient, et des guérisons surviennent presque miraculeuses.

SIROP IODÉ FERRUGINEUX (Lebert).

Iodure potassique........	4	grammes.
Sulfate de fer..........	2 à 3	—
Dissolvez dans eau de cannelle.............	30	—
Sirop de fleurs d'oranger ou sirop d'écorces d'oranges amères......	150	—

A prendre une cuillerée à dessert, deux fois par jour d'abord, et peu à peu jusqu'à 2 à 3 cuillerées à soupe dans les vingt-quatre heures.

TRAITEMENT DES SUEURS NOCTURNES DES PHTHISIQUES (Kohnborn).

Acide salicylique.	3	grammes.
Amidon.........	10	—
Talc............	87	—

Saupoudrer le corps et surtout la poitrine avec cette poudre.

PILULES CONTRE LA TOUX DES PHTHISIQUES (Peter).

Extrait d'opium......	10	centigr.
— de belladone..	5	—
Guimauve pulvérisée.	q. s.	

Pour 10 pilules. — On prescrit d'abord 1 ou 2 de ces pilules pour calmer la toux des phthisiques, qu'elle soit ou non suivie d'expectoration, et on en donne davantage si le résultat n'est point satisfaisant.

Quand la toux s'accompagne d'expectoration, on ordonne en même temps un mélange de 30 grammes de sirop de tolu et de 30 grammes de sirop de térébenthine. Enfin, quand la toux se complique de vomissements alimentaires, on conseille, peu de temps avant le repas, l'ingestion d'une ou deux gouttes de laudanum dans une petite cuillerée d'eau.

ADMINISTRATION DE LA VIANDE CRUE (Peter.)

Viande crue (filet)........	250	grammes.
Amandes douces mondées.	75	—
Amandes amères.........	5	—
Sucre blanc..............	30	—

Après avoir pilé le tout dans un mortier, on ajoute à ce mélange un jaune d'œuf et du lait de manière à obtenir un lait de poule.

PITYRIASIS.

LOTIONS CONTRE LE PITYRIASIS CAPTITIS.

Acide borique...........	1	gramme.	
Alcool à 85°............	50	—	
Eau distillée...........	200	—	M.

En lotions deux fois par jour.

POMMADE CONTRE LE PITYRIASIS (Cullerier).

Souffre sublimé........	5	grammes.
Turbith minéral.......	10	—
Laudanum de Rousseau	10	—
Axonge...............	80	—

M. s. a. — Parfum à volonté.

PLAIES.

POMMADE SICCATIVE POUR PLAIES QUI NE TENDENT PAS A LA CICATRISATION (A. Hardy).

Cérat................	20 grammes.
Minium..............	1 —
Cinabre..............	1 —

GLYCÉRINE CRÉOSOTÉE (Guibert).

Créosote............	12 gouttes.
Glycérine..........	125 grammes. M.

On imbibe de la charpie avec cette solution pour le pansement des plaies et des ulcères. Les acides phénique et thymique, les salicylates et l'alcool sont plus souvent employés au pansement des plaies.

PLEURÉSIE.

TRAITEMENT DE LA PLEURÉSIE DES ENFANTS (Jules Simon).

Repos au lit; tisane de chiendent ou de queues de cerise, lait, potion avec :

Oxymel scillitique.....	30 grammes.
Teinture de scille.....	10 gouttes.
Teinture de digitale...	10 —
Eau de tilleul.........	100 grammes.

Une cuillerée à café toutes les heures pendant cinq ou six jours.

De plus, tous les deux jours, trois ou quatre pastilles de calomel comme révulsif intestinal.

Petits vésicatoires appliqués successivement pendant quatre ou cinq heures.

Alimentation modérée.

Si l'épanchement est lent à disparaître, frictions d'huile de croton. On ne doit recourir à la thoracentèse que si l'épanchement a été très rapide et assez abondant pour causer l'orthopnée ; si la pleurésie persiste après un mois et demi du précédent traitement ; enfin si l'épanchement est purulent. En tout cas pas de thoracentèse avant l'âge de 5 ans.

PLEURODYNIE.

TRAITEMENT DE LA PLEURODYNIE (d'Heilly).

Dans les cas légers, application de quelques agents narcotiques ou de révulsifs légers : cataplasmes, frictions de baume tranquille, badigeonnages avec un mélange à parties égales de teinture d'iode et de laudanum, sinapismes, sachets de sable chaud, compresses de chloroforme. — Donner au corps une position favorable pour que les muscles douloureux soient relâchés. — Si la douleur est très violente, émissions sanguines locales, sangsues, ventouses scarifiées, vésicatoires morphinés. — Bains tièdes, bains russes, bains de vapeur. — Si l'affection tend à la chronicité, douches chaudes, avec des eaux sulfureuses ou alcalines : telles que Luchon, Barèges, Aix-en-Savoie, le Mont-Dore, Néris, Bourbonne. L'électricité, sous forme de courant constant, peut être également utile.

PLEURÉSIE

MIXTURE PURGATIVE ET DIURÉTIQUE (Cruveilhier.)

Teinture d'aloès.........	4 à 8 grammes
— de seille.........	20 gouttes
— de digitale.....	20 —

Mêlez. — A prendre le matin à jeun dans un demi-verre d'infusion de pariétaire, tous les deux ou trois jours dans la pleurésie chronique avec épanchement.

PNEUMONIE.

POTION DE TOWD.

Eau de tilleul..........	150 grammes.
Rhum................	40, 50 ou 60 gr.
Sirop de quinquina....	40 grammes.

Du côté du poumon, vésicatoire ou quelques ventouses sèches, selon l'indication.

POTION STIMULANTE.

Acétate d'ammoniaque.......	3 à 5 gr.
Extrait mou de quinquina...	3 —
Potion cordiale	15 —

Par cuillerées toutes les heures

POTION TONIQUE.

Extrait mou de quinquina.....	4 gr.
Teinture de cannelle..........	6 —
Sirop d'écorces d'oranges amères........................	30 gr
Musc	20 c.
Eau de tilleul................	150 gr.

Une potion qu'on donne à la dose d'une cuillerée à bouche toutes les heures.

POTION CONTRE LA PNEUMONIE (Laboulbène).

Tartre stibié..........	15 centigr.
Digitale pulvérisée....	5 à 10 centigr.
Sirop diacode........	15 grammes.
Julep gommeux......	125 —

A donner par cuillerées de deux heures en deux heures dans la pneumonie franche.

POLLUTIONS NOCTURNES.

TRAITEMENT DES POLLUTIONS PAR LA LIQUEUR DE FOWLER (Rosenthal).

Le professeur Rosenthal vante beaucoup l'emploi de la liqueur de Fowler, à faibles doses, contre les pollutions nocturnes et l'éjaculation prématurée, liées à une atonie des organes génitaux. Il recommande, en outre, de couper la liqueur de Fowler avec parties égales de glycérine, dans un but de conservation.

TRAITEMENT DE LA PNEUMONIE BILIEUSE (Dieulafoy).

Poudre d'ipéca....	1 gr. 50
Tartre stibié......	5 centigr.

Mêlez et divisez en deux paquets. A prendre à une demi-heure d'intervalle.

POTION CONTRE LA PNEUMONIE DES ENFANTS (J. Simon.)

Teinture de digitale.	5 à 10 gouttes
Eau-de-vie..........	10 grammes.
Vin de malaga.......	25 —
Julep gommeux......	Q. s.

POLYPES.

SOLUTION CONTRE LES POLYPES DES FOSSES NASALES.

Bichromate de potasse...	8 grammes.
Eau distillée..........	Q. s.

Pour une solution saturée que l'on porte à l'aide d'un petit pinceau sur les points accessibles du polype, en évitant autant que possible d'humecter les parties voisines. L'opération est répétée chaque jour jusqu'à ce qu'elle détermine de la douleur et qu'il se produise un commencement d'inflammation. On suspend alors l'application du bichromate, pour y revenir, s'il y a lieu, dès que l'irritation est calmée. Au bout d'un temps variable, trois ou quatre jours selon l'auteur, le polype devient le siège d'une sorte d'inflammation qui se propage quelque fois dans le nez. Celui-ci se gonfle alors, en même temps qu'un liquide aqueux, un peu âcre, s'échappe des fosses nasales. Cette inflammation, qui ne dure jamais plus de quarante-huit heures, ne doit inspirer aucune inquiétude, c'est pendant sa durée que s'opère un travail de résorption.

Il faut prévenir les récidives par des insufflations d'alun, de tannin, de ratanhia, de sulfate de zinc ou de cuivre; on peut aussi recourir à la cautérisation au nitrate d'argent, pratiquée avec l'instrument de Nélaton ou au moyen d'un pinceau.

INJECTIONS INTERSTITIELLES D'ACIDE ACÉTIQUE DANS LE TRAITEMENT DES POLYPES DU NEZ (Caro).

Le Dr Caro injecte de l'acide acétique dans la substance du polype avec une seringue à injections hypodermiques, à la dose de 4 à 5 gouttes. Une seule injection suffit d'ordinaire; ce n'est qu'exceptionnellement qu'on a besoin d'en pratiquer deux. Le polype se détache généralement en quatre ou cinq jours. Le chirurgien doit avoir le soin de faire quelques injections désinfectantes légèrement phéniquées pour éviter la mauvaise odeur du polype mortifié.

TRAITEMENT DES POLYPES INTOLÉRANTS DE L'URÈTHRE CHEZ LA FEMME (Chéron).

1° Insuflations matin et soir d'iodoforme en poudre impalpable au moyen d'un tuyau de plume et d'une petite poire en caoutchouc.

2° Badigeonnages tous les trois jours sur la région lombaire avec de la teinture d'iode.

3° Aux deux principaux repas 1 gramme de bromure de potassium dans du sirop d'écorces d'oranges. Après la disparition de la sensibilité morbide. M. Chéron pratique l'ablation des polypes en s'entourant de précautions particulières pour assurer le succès de l'opération.

TRAITEMENT DE LA POLYURIE PAR L'ERGOT DE SEIGLE (Guerchaux).

Après avoir employé chez plusieurs malades l'extrait de valériane, sans obtenir de résultat, le Dr Guerchaux eut recours à l'ergot de seigle qu'il prescrivit à la dose de 50 centigr. matin et soir. Après trois semaines de traitement, il y eut chez ces divers malades guérison complète.

PROLAPSUS DU RECTUM.

INJECTION HYPODERMIQUE CONTRE LE PROLAPSUS DU RECTUM (Vidal).

Ergotine de Bonjean.... 1 grammme.
Eau de laurier cerise.... 5 —

Faites dissoudre. — Chaque injection de 15 à 20 (exceptionnellement 25) gouttes, contient de 0 gr. 20 à 0,25 centigr. d'ergotine. Grâce à l'emploi de ce moyen, le Dr Vidal a guéri trois cas de prolapsus du rectum chez l'adulte. Les injections d'ergotine Bonjean n'ont déterminé ni inflammation, ni abcès, mais seulement une sensation de cuisson, plutôt que de la brûlure. Cependant l'auteur se propose de donner la préférence, à l'avenir, à la solution d'ergotine Yvon, qui est mieux tolérée.

PRURIGO.

TRAITEMENT DU PRURIGO REBELLE (Lang).

Un jeune homme de 19 ans était atteint, depuis l'enfance, d'un prurigo rebelle; le professeur Lang prescrivit le traitement suivant : chaque jour un bain sulfureux, tous les deux jours onctions sur tout le corps avec de l'huile phéniquée (acide phénique cristallisé, 0 gr. 50 centigr., huile d'olive, 100 gr.). Le malade restait au lit plusieurs heures après chaque friction. A l'interieur, liqueur de Fowler à doses progressives, sans dépasser 20 gouttes. L'amélioration devint très manifeste au bout de deux mois de ce traitement. Plus tard, on remplaça l'huile phéniquée par de l'huile d'olive. Pour un enfant de 2 ans, porteur d'un prurigo généralisé rebelle, avec induration et engorgement des ganglions, on eut recours à des applications d'onguent diachylon sur la face, et à des onctions de goudron sur le reste du corps. L'état général s'améliora progressivement, et, au bout d'un certain temps, on ne fit plus les onctions de goudron qu'à de longs intervalles.

TRAITEMENT DU PRURIGO PAR LA PILOCARPINE (Simon).

L'auteur administre 2 centigrammes de pilocarpine par jour en une injection hypodermique. Il emploie aussi le sirop de jaborandi: on le prépare de la façon suivante :

Versez sur 3 parties de feuilles de jaborandi, 15 parties d'eau bouillante, filtrez et ajoutez 18 parties de sucre ; M. Simon donne deux à trois cuillerées à bouche, par jour, de ce sirop aux adultes, deux cuillerées à café aux enfants d'un certain âge, et une cuillerée à café aux petits enfants. Il fait entourer le malade de couvertures et l'y laisse pendant deux ou trois heures. Pour obtenir une guérison rapide *on peut* combiner le traitement général avec des remèdes locaux. Ainsi, on fait transpirer pendant le jour, et le soir, on fait des onctions avec une pommade au goudron.

PRURIT.

SOLUTION CONTRE LE PRURIT VULVAIRE (Gallard).

M. Gallard emploie fréquemment la solution de Gowland dont voici la formule :

Bichlorure de mercure........ 10 centig.
Chlorhydrate d'ammoniaque.. 10 —
Émulsions d'amandes amères. 200 gr.

Mêlez. — On peut sans inconvénient remplacer l'émulsion d'amandes par de l'eau distillée. Ces lotions doivent être faites deux fois par jour, et, pendant l'intervalle, il faut saupoudrer la vulve d'amidon ou de poudre de riz, en recommandant expressément à la malade d'éviter de se gratter.

ONCTIONS ANTIPRURIGINEUSES (E. Besnier).

Acide phénique..... 50 centigr.
Glycérolé d'amidon.. 100 grammes.

LOTIONS CONTRE LE PRURIT (Vidal).

Hydrate de chloral.. 5 à 10 gr.
Eau distillée....... 250 grammes.

Bains amidonnés, boissons amères, laxatifs répétés.

POMMADE CONTRE LE PRURIT VULVAIRE.

Onguent diachylon simple. } Part. égales.
Huile d'olive............. }

SOLUTION CONTRE LE PRURIT DANS L'ECZÉMA ET LE PRURIGO (Delaporte).

Eau..............	300	grammes
Glycérine neutre..	100	—
Eau de Cologne...	75	—
Phénate de soude.	25	—

Lotions matin et soir.

PSORIASIS.

FRICTIONS CONTRE LE PSORIASIS (Hairion).

Acide salicylique.	6	grammes.
Alcool rectifié....	100	—

Mêlez. — Frictions de cinq minutes trois fois par jour après lavage préalable à l'eau de savon,

Après chaque friction, recouvrir les plaques du mélange :

Alcool.... }
Goudron.. } āā. p. é.

Qu'on laisse sécher jusqu'au lendemain.

TRAITEMENT DU PSORIASIS (Guibont).

1º Arséniate de soude,.	1 milligr.
Extrait de gentiane..	10 centigr.

Pour 1 pilule. 2 ou 3 semblables à chaque re as.

2° Acide pyrogallique..	10 à 15 gr.
Axonge.............	100 grammes.

Frictions deux fois par jour.

3° Bains savonneux tous les deux jours.

TRAITEMENT DU PSORIASIS (Lailler).

Appliquer avec un pinceau une couche de la composition suivante sur les plaques malades :

Acide pyrogallique.....	10 grammes.
Eau..................	1000 —

Donner un bain de vapeur par semaine.

POMMADE CONTRE LE PSORIASIS (Favola).

Acide phénique..	10 à 20 grammes.
Axonge.........	30 grammes.

Faire savonner tout d'abord les malades avec du savon vert, puis, quand ils se seront bien lavés, faire étendre chaque matin la pommade.

Cette pommade s'emploie aussi contre l'eczéma et la gale.

PURGATIFS.

ÉMULSION D'HUILE DE RICIN (Heinitsch).

Huile de ricin........	340 grammes.
Glycérine pure.......	60 —
Sirop simple........	90 —
Essence de cannelle...	5 gouttes.
— de menthe...	2 grammes.
Eau de menthe.......	12 —

M. s. a. — Purgatif agréable et efficace à la dose de 30 grammes.

POUDRE PURGATIVE DE GUIPON.

Crème de tartre.....	12 grammes.
Magnésie calcinée...	4 à 8 gr.
Jalap pulvérisé......	1 à 2 gr.

M. s. a.

CAFÉ PURGATIF

Séné............	20 grammes.
Café torréfié....	10 —
Sucre..........	40 —
Eau bouillante...	100 —
Lait..........	120 —

A prendre en une fois pour un adulte. Le café masque la saveur nauséeuse du séné et le lait en corrige et en modifie l'action irritante.

POTION PURGATIVE (Collier).

Huile de ricin........	15	grammes.
Teinture de quillaia..	2	—
Eau distillée.........	30	—

On broie avec beaucoup de soin l'huile de ricin avec la teinture, afin de l'émulsionner, et on ajoute l'eau peu à peu, sans cesser de l'agiter.

POUDRE PURGATIVE DE RIBKE (pharmacopée germanique.)

Hydrocarbonate de magnésie..	30	gr.
Oléo-saccharum de fenouil....	20	—
Racine de rhubarbe pulvérisée.	8	—

Mèlez. — On la donne par pincées aux enfants comme purgative et antiacide.

PURGATIFS CHEZ LES PHTHISIQUES (Ferrand.)

Magnésie calcinée...	2 à 4	grammes.
Manne en larmes...	30 à 40	—

On peut transformer ce laxatif en un électuaire facile à prendre le matin à la dose d'une grande cuillerée :

Manne en larmes...	30 grammes.
Magnésie calcinée..	4 —
Miel blanc.........	30 —

M. Ferrand emploie cet électuaire pour combattre la constipation chez les phthisiques.

PURGATIF SALIN SANS GOUT ET SOUS UN PETIT VOLUME (Ivon).

Sulfate de magnésie	20 grammes.
Essence de menthe.	2 à 3 gouttes.
Eau...............	40 grammes.

TEINTURE PURGATIVE (Hobel).

Podophylline..........	10 centigr.
Alcool rectifié.........	60 grammes.
Essence de gingembre..	2 gouttes.

A prendre par cuillerées à thé dans un verre d'eau le soir, au moment de se coucher, ou tous les deux ou trois jours, suivant le besoin.

DES PURGATIFS CHEZ LES ENFANTS (Jules Simon).

M. Jules Simon n'emploie dans la thérapeutique infantile que deux genres de purgatifs, les laxatifs et les cathartiques.

La *manne* à la dose de 10, 15 et 30 grammes; la *mannite* à la dose de 15 centigr.; on en fait des pastilles auxquelles on peut ajouter du calomel à la dose de 1 centigr. par pastille. On peut incorporer la manne à des loochs et à des juleps.

Le *tamarin* et le *podophyllin* se mettent en pâte, que l'on mélange à des confitures.

Chez les nouveau-nés, il faut donner une demi-cuillerée à café d'huile d'amandes douces pure ou mêlée à la même quantité d'huile de ricin.

Parmi les cathartiques, la magnésie calcinée anglaise peut être donnée aux nouveau-nés à la dose d'une pincée, aux enfants de deux ans, la dose sera d'une cuillerée à café, délayée dans de l'eau très sucrée. Le sucre en augmente l'action.

Le citrate de magnésie se donne sous forme de limonade purgative ; un enfant de 4 à 5 ans prendra un verre à bordeaux de limonade chargée de 60 grammes.

Sous forme de lavement, M. Jules Simon donne le sel marin, à la dose d'une cuillerée à café ou à soupe, ou le lavement purgatif suivant :

Sulfate de soude...	15	grammes.
Follicules de séné..	5	—
Miel de mercuriale.	30	—

Lavement n° 1.

La crème de tartre ou bitartrate de potasse se donne seule, à la dose de 10 grammes dans trois verres d'eau ou associée à d'autres substances purgatives.

Bitartrate de potasse.	10	grammes.
Oxymel scillitique....	15	—
Sirop de chicorée....	15	—

Cette dernière formule convient surtout dans les cas d'épanchements pleuraux ou d'œdèmes non liés à une affection rénale.

Le calomel administré comme purgatif se donne à la dose de 0 gr. 30 à 0 gr. 50 centigr. pour les enfants de 2 ans. Il ne faut pas oublier de proscrire le sel marin et les acides pendant l'emploi du calomel.

Les follicules de séné s'emploient à la dose de 4 grammes dans une infusion de thé ou dans du café au lait; ils entrent à la dose de 8 à 10 grammes dans les lavements purgatifs.

La rhubarbe stimule l'appétit en même temps qu'elle prévient la constipation. On la donne sous la forme de poudre dans une hostie, à la dose de 0 gr. 05 centigr. avant chaque repas, surtout chez les chlorotiques. On la mélange alors en parties égales avec du sous-carbonate de fer.

PYROSIS.

POUDRE DE CRAIE COMPOSÉE (formulaire pharmaceutique de Londres).

Craie préparée.......	200	grammes.
Cannelle	120	—
Racine de tormentille.	100	—
Gomme arabique.....	100	—
Poivre long..........	15	—

Pulvérisez séparément, mêlez le tout ensemble : dose de 1 à 2 grammes.

LIQUEUR CORDIALE DE WARNER.

Rhubarbe.....	30	grammes.
Séné..........	20	—
Safran	5	—
Réglisse.......	20	—
Raisins secs...	500	—
Alcool à 21°...	1500	—

Faites digérer quinze jours. Filtrez. — Administrer une cuillerée à café, matin et soir, un peu avant les deux principaux repas.

TRAITEMENT DU PYROSIS.

Sydney (de Boston) emploie, contre le pyrosis et le développement des gaz dans l'estomac, la glycérine à la dose de 1 gr. 50 à 3 gr. 50 dans du thé, du café ou de la limonade.

TRAITEMENT DU PYROSIS (Franck).

Carbonate de magnésie.	2 grammes.
Poudre de cannelle.....	50 centigr.
Poudre de rhubarbe....	50 —

Mêlez. — A prendre en deux fois.

TRAITEMENT DU PYTIRIASIS VERSICOLOR (Lailler).

Prendre deux bains par semaine et dans le bain se frotter fortement avec un morceau de flanelle sur laquelle on aura étendu une forte couche de savon noir.

RAMOLLISSEMENT CÉRÉBRAL

ÉMULSION CONTRE LE RAMOLLISSEMENT CÉRÉBRAL (Hammond).

Huile phosphorée....	16 grammes.
Mucilage de gomme..	30 —
Huile de bergamotte..	15 gouttes.

Quinze gouttes trois fois par jour.

Alimentation substantielle et réparatrice, vins généreux, et emploi de courants constants.

RASH BROMIQUE.

TRAITEMENT DU RASH BROMIQUE (Browe).

Browe, de Cambridge, dit que l'acide salicylique appliqué localement est un remède effectif et certain des pustules et des ulcérations causées par un usage prolongé du bromure de potassium. Il emploie une solution de 5 centigrammes pour 30 grammes d'eau et en fait des applications fréquentes ; il imbibe de cette solution une pièce de lin et la recouvre de silk huilé. Il dit qu'il a vu des ulcérations larges comme la paume de la main, causées par le bromure, guérir rapidement en moins de sept jours par l'emploi de ce moyen.

RHUMATISME

(E. Lenoble).

Gomme-gutte finement pilée.	10	grammes.
Myrrhe	10	—
Cannelle	10	—
Salicylate de soude..........	10	—
Essence de térébenthine.....	q. s.	

pour consistance fluide.

Trois frictions énergiques par jour. Recouvrir les articulations malades avec de la ouate ou de la laine. La même pommade pourrait servir dans les points de côté rebelles et les névralgies anciennes ou récentes après les premiers jours d'acuité.

TRAITEMENT DU RHUMATISME ARTICULAIRE AIGU PAR LE BENZOATE DE SOUDE (David Macewan).

Le Dr David Macewan administre le benzoate de soude à la dose de 1 gr. à 1 gr. 30 centigr. toutes les trois heures. D'après ses observations, il y aurait diminution de la douleur et délitescence de la fièvre au bout de deux ou trois jours.

POTION CONTRE LE RHUMATISME ARTICULAIRE AIGU ET SUBAIGU (Vulpian).

Salicylate de soude........	3 à 6 gr.
Teint. alcoolique d'écorces d'oranges amères........	2 grammes.
Sirop d'écorces d'oranges...	30 —

Mêlez. — A prendre en trois et six fois par cuillerée d'heure en heure dans un verre d'eau sucrée.

POTION CONTRE LE RHUMATISME (Duchamel).

Cyanure de zinc.....	50 centigr.
Eau de laurier cerise.	10 grammes.
Julep gommeux.....	110 —

Par cuillerées à bouche d'heure en heure.

POTION CONTRE LE RHUMATISME DES ENFANTS (Archambault).

Salicylate de soude.......	6	grammes.
Sirop de limon..........	40	—
Rhum.................	20	—

A prendre en trois ou quatre fois dans les 24 heures.

POTION ANTIRHUMATISMALE POUR LES ENFANTS (Archambault).

Salicylate de soude..	4 à 6	gr.
Rhum...............	30	grammes.
Sirop de limons........	30	—
Julep gommeux........	30	—

F. s. a. une potion à donner en quatre fois dans les vingt-quatre heures. Cette potion est prescrite trois jours de suite aux enfants de 5 à 10 ans atteints de rhumatisme articulaire aigu. A partir de la troisième dose, la douleur cesse presque complètement.

RHUMATISME CÉRÉBRAL

TRAITEMENT DU RHUMATISME CÉRÉBRAL PAR LA MÉTHODE RÉFRIGÉRANTE (Ortiz-Coffigny).

1° La médication réfrigérante doit intervenir dans les cas de rhumatisme cérébral avec hyperthermie et délire, avec ou sans suppression des fluxions articulaires.

2° Dans ces cas, l'hésitation n'est guère admissible en présence du grand nombre de succès obtenus et du danger que court le malade.

3° Les statistiques montrent, en effet, combien la méthode réfrigérante a réduit le chiffre effrayant de la mortalité qu'on observait autrefois. Cependant, il ne faut point la considérer comme devant toujours procurer la guérison; quoique beaucoup inférieur à celui des guérisons, le chiffre des revers est assez considérable.

4° Mais il faut remarquer que, même dans le cas de mort, une amélioration très notable a été obtenue presque toujours, la vie du malade a été prolongée, et la forme de la maladie parfois complètement modifiée.

5° Les bains semblent devoir être préférés aux autres procédés de réfrigération. Ceux-ci ont une action moins rapide, moins sûre, et exposent le malade aux mêmes dangers.

6° Le bain doit être administré à une température oscillant entre 20° et 25°; il est préférable peut-être de donner le bain, à une température de 20°, en ajoutant de l'eau froide.

7° L'hyperthermie constitue l'indication principale de la méthode réfrigérante. Mais celle-ci nous paraît aussi devoir être employée dans les cas de rhumatisme cérébral grave, fébrile, quoique non hyperpyrétique. C'est au clinicien à faire dans ces cas le choix du procédé de réfrigération, bain froid, drap mouillé, lotions, etc.

8° Jusqu'à présent, les auteurs ne signalent pas de contre-indication absolue de l'emploi de la réfrigération; celle-ci n'a pas paru influencer les complications antérieures du rhumatisme. Mais il ne faut pas oublier que la méthode réfrigérante offre ses dangers; des mouvements congestifs violents, des pneumonies, des pleurésies, des syncopes graves ou même mortelles ont été observées.

TRAITEMENT DE LA ROUGEOLE (J. Simon).

Alcoolature d'aconit...	5 grammes.
Teinture de belladone.	5 —

M. s. a.

Cinq gouttes matin et soir en augmentant d'une goutte jusqu'à 20.

Dans les mêmes cas chez des enfants nerveux, agités, afin d'éviter l'insomnie et l'excitation cérébrale. J. Simon associe généralement l'opium et la belladone.

Sirop de belladone...	ãã 5 grammes.
Sirop de codéine....	
Sirop de tolu........	

Une cuillerée à café matin et soir.

SCARLATINE.

POTION CALMANTE CONTRE LA SCARLATINE CHEZ LES ENFANTS.

Bromure de potassium...	2 à 4 gr.
Sirop de laurier cerise....	20 grammes.
— diacode............	10 —
Eau de tilleul	100 —

F. s. a. une potion dont on donnera une cuillerée à soupe toutes les heures aux enfants atteints de scarlatine, chez lesquels il survient du délire.

TRAITEMENT DE LA SCARLATINE (Archambault).

L'hygiène est d'un grand secours ; il faut placer le malade dans une chambre aérée, la température ne doit pas être portée au-dessus de 16 ou 18°, et il est bon de ne pas couvrir les enfants plus qu'en état de santé. Outre ces conditions, il faut tenir le malade au lit le plus longtemps possible, trois semaines ou un mois, car la néphrite survient du quatorzième au vingt-deuxième jour, tandis qu'elle est rare après un mois.

Lorsque le malade va mieux, on peut de temps à autre le faire asseoir dans son lit, en ayant soin toutefois de le couvrir convenablement au cou, sur le corps, et de plus lui faire mettre des manchettes, car le rhumatisme est fréquent aux poignets. Lorsque la santé du malade s'est raffermie, il faut encore observer l'hygiène, et ne laisser sortir que vers le trente-cinquième ou quarantième jour : en ce qui concerne le traitement médical, il faut surtout ordonner des boissons rafraîchissantes, à moins que l'éruption soit lente à se déclarer; dans ce cas, on fait prendre de la tisane de bourrache ou une potion ainsi formulée :

Acétate d'ammoniaque.	2 grammes.
Julep gommeux.......	125 —

Quelquefois les malades ont de la constipation, on la combat par le sirop de rhubarbe, l'huile de ricin. En cas de délire, on peut administrer une potion avec :

Bromure de potassium...	2 à 4 gr.
Sirop de laurier-cerise....	20 grammes.
Laudanum (1 ou 2 gouttes) ou sirop diacode.......	10 —
Infusion de tilleul.........	100 —

Il faut aussi soigner la gorge, non par les caustiques (car les exsudats tombent d'eux-mêmes), mais par le chlorate de potasse dans une infusion ou en gargarisme, si l'âge des enfants le permet, c'est-à-dire s'ils ont plus de 5 ou 6 ans. Au-dessous de cet âge, comme les enfants ne savent pas se gargariser convenablement, il faut avoir recours aux pastilles de chlorate de potasse ou employer une formule de gargarisme sec, tel que :

Chlorate de potasse..	5 grammes.
Sucre en poudre.....	20 —

On le donne par cuillerées à café. Dans le cas d'angine scarlatiniforme, on peut employer le chlorate de potasse en potion.

Quant aux bains, il ne faut les donner qu'avec de grandes précautions et ne pas laisser refroidir les enfants (les bains sont employés fréquemment en Angleterre et peu usités en France). Ils ne sont pas de grande utilité ; on ne doit en faire prendre aux enfants malades que vers la troisième semaine, ils aident la desquamation. Contre les démangeaisons, il faut employer la poudre d'amidon. Quant à l'alimentation, il suffit d'administrer, au début, quelques bouillons. Vers le sixième ou septième jour, on peut prescrire des potages, et, si le malade continue à aller mieux, on lui donnera progressivement du poulet et des aliments plus substantiels.

SCIATIQUE.

LINIMENT CONTRE LA SCIATIQUE (Yseta).

Essence de térébenthine.	75	grammes
Ammoniaque liquide....	40	—
Teinture de cantharides..	15	—

M. s. a.

SCLÉRODERMIE.

M. Hillairet, médecin à l'hôpital Saint-Louis, s'applique à rétablir les fonctions de la peau par des douches, des bains de vapeurs, le massage. Il recommande de ne pas oublier d'interroger les malades sur les antécédents, et si l'on trouve des manifestations syphilitiques antérieures, il prescrit le mercure et l'iodure de potassium, qui amènent souvent à eux seuls une guérison rapide.

SCORBUT

LIMONADE SULFURIQUE A LA ROSE (Audhoui).

Pétales de roses rouges.	20	grammes.
Eau bouillante........	1000	—
Acide sulfurique dilué.	4	—
Sucre................	100	—

Jetez l'eau bouillante sur les pétales de roses. Faites infuser pendant une heure, passez et ajoutez l'acide sulfurique dilué et le sucre.

Faire prendre la limonade sulfurique à la rose, fraîche, froide ou même glacée, par petite quantité à la fois, en éloignant suffisamment les prises, afin qu'il ne survienne pas d'irritation d'estomac. Un verre à madère, par exemple, paraît être un mode d'administration applicable à la généralité des cas.

SCROFULES.

MIXTURE ANTISCROFULEUSE (Hardy).

Eau distillée..........	300 grammes.
Chlorure de sodium...	15 —
Iodure de potassium...	5 —

M. s. a. Une cuillerée à bouche matin et soir.

GLYCÉRINE IODÉE (Larmande).

Glycérine pure.......	250 grammes.
Sirop de framboise..	50 —
Teinture d'iode.....	30 gouttes.
Iodure de potassium.	30 centigr.

F. s. a. Une cuillerée à soupe, un quart d'heure avant chaque repas, aux personnes qui ne peuvent continuer l'usage de l'huile de foie de morue pour un motif quelconque, et, en particulier, parce qu'elle leur enlève l'appétit.

POTION ANTISCROFULEUSE (Guibout).

Iodure potassique.......	2 grammes.
Teinture d'iode..........	1 —
Tannin.................	1 —
Sirop de quinquina......	60 —

A prendre en 24 heures et en quatre doses à 2 heures de distance l'une de l'autre.

Cette potion faite pour les adultes convient aussi aux enfants; mais à des doses fractionnées diminuées du tiers, de la moitié, ou du quart, suivant les âges. Elle contient en outre de l'iodure de potasium, environ un centigr. et demi d'iode. Le tannin qui s'y trouve incorporé a pour but d'absorber les parties d'iode qui, laissées libres, seraient pour l'estomac une cause d'irritation, de douleurs et de troubles gastro-intestinaux.

EMPLOI DU SULFURE DE CALCIUM DANS LES ULCÉRATIONS SCROFULEUSES (Sidney Ringer.)

Le sulfure de calcium peut être administré en potion, en poudre ou en pilules. En potion, on donne 6 à 7 centigr. pour une demi-peinte d'eau, une cuiilerée a café toutes les heures. (Il faut avoir soin de renouveler chaque jour la potion, parce que l'oxydation du sulfure le transforme rapidement en sulfate). — En poudre ce qui est la meilleure préparation, la dose varie suivant les cas de 6 miligr. à 3 centigr. toutes les deux heures ou trois heures; même dose pour les pilules.

APPLICATION DE FEUILLES DE NOYER CHEZ LES SCROFULEUX.

La feuille de noyer constitue un tonique d'un emploi facile et d'un usage assez commun, mais qui répond plus particulièrement à certaines indications : c'est chez les scrofuleux ou chez les sujets lympatiques qu'elle est le plus utile, on a vu par exemple, à la suite des froids rigoureux de cet hiver, un nombre inusité d'engelures ulcérées, d'une cicatrisation souvent très longue et très difficile chez les sujets présentant précisément cette constitution particulière ; dans ces cas les applications de feuilles de noyer bouillies et hâchées en forme de cataplasme ont donné de très bons résultats. Dans l'affection que Bazin a désignée sous le nom d'erythème induré strumeux des jeunes filles et qui consistent dans des nodosités siégeant plus particulièrement au niveau des jambes et pouvant s'ulcérer, ces mêmes applications réussisent également bien. D'une façon générale, dans tous les cas se reprochant de ceux-là, les propriétés particulières de la feuille de noyer, soit en décoction, soit en applications directes, pourront être utilisées avec avantage.

STOMATITE.

COLLUTOIRE CONTRE LA STOMATITE.

Chlorate de potasse,..	4	grammes.
Teinture thébaïque...	1	—
Glycérine neutre.....	30	—

M. Badigeonnages trois ou quatre fois par jour.

DENTIFRICES PRÉVENTIFS DE LA STOMATITE MERCURIELLE.

Pour prévenir la stomatite mercurielle dans le cours du traitement spécifique, M. Panas recommande depuis longtemps le mélange suivant sous forme dentifrice :

Poudre de quinquina....	15	grammes.
Poudre de cachou.......	15	—
Poudre de tannin........	15	—
Essence de menthe......	5	gouttes.

M. J. Simon recommande dans le même but aux malades de se rincer les dents et de se gargariser matin et soir après chaque repas avec de l'eau chaude chargée d'une mixture ainsi composée :

Eau de botot artificielle .	200	grammes.
Alcoolature de cochléaria.	10	—
Teinture de quinquina...	8	—
Teinture de cachou.....	4	—
Teinture de benjoin......	2	—

Si cette mixture n'est pas suffisante, on fait prendre 4 grammes de chlorate de potasse à l'intérieur dans une potion, et en même temps on se sert d'un collutoire avec 10 grammes de chlorate de potasse pour 30 grammes de glycérine.

SUEURS FÉTIDES DES PIEDS.

Permanganate de potasse.......	1	gramme.
Eau.............	100	—

Baigner les pieds matin et soir et même toutes les heures, si c'est nécessaire, en laissant le liquide sécher sans l'essuyer.

SOLUTION CONTRE LA SUEUR FÉTIDE DES PIEDS (Ortéga).

Chloral hydraté..	2	grammes.
Eau.............	200	—

Envelopper les pieds dans une serviette imbibée de cette solution.

SUPPURATION DU CORDON (Brochard).

L'auteur saupoudre la plaie avec de la suie et par ce moyen la fait sécher en deux jours.

SYCOSIS.

POMMADE CONTRE LE SYCOSIS.

Oxyde de zinc..........	6 grammes.
Créosote de houille.....	20 à 30 gouttes.
Axonge benzoïnée.....	30 grammes.

M. s. a. Onctions, matin et soir; puis recouvrir de taffetas gommé.

SYPHILIS.

SYPHILIDES DE LA PEAU. — TRAITEMENT DES FORMES ULCÉREUSES.

M. Horteloup, médecin à l'hôpital du midi, préconise les fumigations de calomel. Ce mode de traitement amène une guérison en moins de huit jours, mais la récidive est rapide et fréquente.

TISANE DE SALSEPAREILLE COMPOSÉE (Gibert).

Salsepareille divisée et contusée......	45 grammes.
Bois de gaïac concassé............	15 —

Bois de sassafras concassé............	15	—
Racine de réglisse concassée........	15	—
Bois de megerbum..	3	—
Eau bouillante.....	1500	—

Laissez infuser à une douce chaleur pendant six heures la salsepareille et le gaïac, ajoutez vers la fin les autres substances, passez la liqueur.

Cette tisane est conseillée dans les affections vénériennes invétérées, surtout dans celles contre lesquelles le mercure a échoué.

POMMADE CONTRE LES SYPHILIDES ÉRYTHÉMATO-PAPULEUSES AVEC SQUAMES (É. Bernier).

Onguent populeum.	40	grammes.
Onguent de Vigo...	10	—

TRAITEMENT DE LA SYPHILIS MALIGNE PRÉCOCE (Gouguenheim).

Le traitement consiste en l'administration de l'iodure de potassium, dont la dose doit être portée jusqu'à 5 ou 6 grammes ; quelquefois l'on pourra adopter le sirop de Gibert. Mais, notre expérience du moins nous inspire cette opinion, le traitement mercuriel, sous toutes les formes, intus et extra, a produit des résultats déplorables; une salivation prompte et des accidents sérieux nous ont forcé de suspendre cette médication. Un traitement tonique sera institué en même temps que l'on surveillera l'alimentation.

Quant au traitement local, il a consisté en pansements de poudre mélangée d'iodoforme et de quinquina, qui, joints à la charpie phéniquée et alcoolisée, nous ont donné les meilleurs résultats.

INJECTIONS HYPODERMIQUES DE CHLORURE SODIUM ET DE SUBLIMÉ DANS LA SYPHILI (Auspitz).

Le Dr Auspitz se sert de la solution suivante :

Bichlorure de mercure.	1	gramme.
Chlorure de sodium..,	2	—
Eau distillée..........	100	—

L'injection est faite dans la région fessière une fois tous les deux jours ; la quantité injectée est celle d'une seringue de Pravaz pleine. Ni douleurs, ni abcès ; 20 à 30 injections suffisent.

SOLUTION CONTRE LA SYPHILIS TERTIAIRE (Hardy).

Iodure potassique....	20 grammes.
Biiodure de mercure..	10 centigr.
Eau distillée.........	300 grammes.

Prendre au début une cuillerée à bouche. par jour de cette solution.

TACHES DE LA CORNÉE

TRAITEMENT DES TACHES DE LA CORNÉE (Badal).

Bioxyde jaune..........	25 centigram.
Vaseline...............	5 grammes.

Mèlez. — On introduit chaque jour entre les paupières gros comme un grain de blé de cette pommade.

Immédiatement après on instille quelques gouttes du collyre suivant :

Sulfate d'atropine......	5 centigram.
Eau distillée...........	10 grammes.

Mélez. — Pendant un quart d'heure le sujet garde sur les paupières une compresses imbibée d'une infusion de camomille chaude.

MOYEN SIMPLE DE COMBATTRE LES DOULEURS DE LA TARSALGIE (G. Sée).

M. le professeurG. Sée emploie des bains de pieds calmants. Il en prescrit deux par jour contenant quatre têtes de pavot pour un litre d'eau ; trois ou quatre jours de ce traitement suffisent ordinairement pour amener une grande amélioration parfois même une guérison complète;

TŒNIA.

BOLS CONTRE LE TŒNIA (Nouffer).

Calomélas.................. 5 centigr.
Résine de scammonée...... 5 —
Gomme-gutte............... 5 —
Confection d'hyacinte........ p s.

En trois bols, à un quart d'heure d'intervalle entre chaque.

TEIGNE.

EMPLATRE EPILATOIRE POUR LA TEIGNE (Bulkley)

Cire jaune............... 12 grammes.
Laque.................... 16 —
Résine................... 24 —
Poix de Bourgogne...... 40 —
Gomme de dammar...... 45 —

TRAITEMENT DE LA TEIGNE TONDANTE (Besnier)

Faire raser la tête ; savonner le cuir chevelu matin et soir et appliquer gros comme une noisette de la pommade suivante :

Acide borique............. 1 gramme.
Souffre sublimé........... 1 —
Vaseline blanche......... 48 —

POMMADE PARASITICIDE (Malcome)

Thymol..................	2 grammes.
Chloroforme..............	8 —
Huile d'olive............	24 —

POMMADE BLEUE CONTRE LA TEIGNE (Claudat).

Glycérine...	5 grammes.
Carbonate de soude.....	4 —
Chaux vive pulvérisée.	2 —
Charbon en poudre...	50 centigr.

F. s. a. En frictions tous les jours, après avoir fait tomber les croûtes à l'aide de cataplasmes d'amidon : le traitement dure deux à trois mois.

TÉTANOS.

TRAITEMENT DU TÉTANOS CHEZ LES ENFANTS (Silkermann).

Extrait de fève de calabar..	20 centigr.
Eau distillée...............	10 gr.

M. — Après six injections, en trois jours, de un gramme chaque fois, de cette solution, l'auteur vit guérir un enfant de 3 ans 1/2, atteint, à la suite d'une plaie occipitale, des accidents tétaniques les plus alarmants.

TUMEURS ÉRECTILES.

TRAITEMENT DES TUMEURS ÉRECTILES
De Saint .

Chez les enfants M. de Saint-Germain traite les tumeurs érectiles artérielles par des injections interstitielles au moyen de la seringue de Pravaz. — Ces injections sont faites une à une, à huit jours d'intervalle; chaque fois l'injection caustique produit une petite eschare, et l'opération n'est terminée qu'après que toute la surface de la tumeur a èté transformée en eschare. on n'injecte chaque fois qu'une goutte de liqueur caustique où liqueur de Piazza dont voici la composition :

Perchlorure de fer.......	25	grammes.
Clorure de sodium.	15	—
Eau distillée............	60	—

TRAITEMENT DES TUMEURS ET DES FISTULES DU GRAND ANGLE DE L'ORBITE (Fano).

1° Tant qu'il n'existe que du larmoiement quelques mucosités dans le sac, il faut se borner à pratiquer journellement des injections pour le nettoyer et administrer à l'intérieur de l'iodure de potassium à la dose d'un à deux grammes par jour,

2° Lorsqu'il existe une tumeur au grand angle que cette tumeur renferme du muco-pus, accumulé dans le sac, il convient d'ouvrir largement celui-ci, de ruginer la portion de l'apophyse montante du maxillaire supérieur que l'on trouve dénudée et qui est le point de départ du mal. On traite ensuite le mal local comme une fistule ossifluente, en s'opposant à la cicatrisation trop rapide de la plaie, et en y pratiquant des injections de teinture d'iode ou d'eau phéniquée ; le sac lacrymal est lavé journellement en faisant une injection d'eau pure à travers le point lacrymal. L'iodure de potassium est administré à l'intérieur. 3° le même traitement que celui que nous venons de formuler au paragraphe 2, est exécuté en cas de fistule du grand angle de l'orbite, communiquant avec le sac lacrymal.

TYMPANITE.

TRAITEMENT DE LA TYMPANITE (M. Raynaud)

1° Poudre de noix vomique. 30 centigr.
Poudre d'anis........... 15 —

Mêlée et divisée en 2 paquets.

2° Charbon en poudre, 2 cuillerées à bouche dans le courant de la journée.

ULCÈRES.

TRAITEMENT DES ULCÉRATIONS DOULOUREUSES CHEZ LES ENFANTS (Archambault).

Mucilage de pépins de coing. 15 grammes.
Extrait de ratanhia.......... 5 —

POUDRE CONTRE LES ULCÉRATIONS DOULOUREUSES (Besnier).

Amidon........ 490 grammes.
Calomel........ 5 —
Iodoforme...... 5 —

TRAITEMENT DES ULCÈRES SCROFULEUX PAR LE SULFURE DE CARBONE.

Le Dr Obissier fait panser les ulcères scrofuleux avec un mélange de sulfure de carbone 16 grammes, iode 40 grammes, essence de menthe 4 gouttes. — Sous l'action du sulfure de carbone, les ulcères guérissent vite ; le Dr Obissier a déjà publié un grand nombre d'observations favorables à ce mode de traitement, qui peut s'appliquer à toutes les scrofulides.

COLLYRE ANTISEPTIQUE (Sattler).

Acide salicylique..... 1 gramme
Acide borique........ 3 —
Eau distillée.......... 100 —

Faites dissoudre. — Des compresses imbibées de ce liquide sont appliquées sur l'œil, dans le cas d'ulcère rongeant de la cornée. On s'efforce, en outre, d'arrêter la marche envahissante de l'ulcère par la cautérisation ignée, pratiquée d'une manière légère et superficielle au moyen d'une petite olive pointue. Cette cautérisation, qui n'est pas douloureuse, a besoin parfois d'être répétée, et elle abrège sûrement la durée du traitement. Il est important de s'assurer que l'acide borique ne renferme pas de sels de plomb, comme cela arrive assez souvent, car il en résulterait un danger sérieux pour l'œil.

TRAITEMENT DES ULCÈRES DES JAMBES (Cornilleau).

Laver la plaie avec un liquide antiseptique et appliquer ensuite une couche plus ou moins épaisse suivant la profondeur de l'ulcère (de la pommade suivante :

Oxyde rouge de mercure..	1	gramme.
Axonge..................	30	—

On enduit de cette pommade un linge fenêtré, on l'applique sur la plaie, et on le recouvre d'un gâteau de charpie et de compresses sèches maintenues à l'aide d'une bande de toile On roule sur ce pansement une bande en caoutchouc (afin d'obtenir, en même temps qu'une compression égale et continue, une humidité et une chaleur constantes). Jeter enfin sur le caoutchouc une bande de toile pour empêcher ce dernier de se détériorer et de se salir. En renouvelant ce pansement tous les jours, il faut veiller soigneusement a ne pas faire saigner les bourgeons charnus.

S'il y a un vice diathésique il faut un traitement interne approprié au genre de diathèse.

TRAITEMENT DES ULCÈRES VARIQUEUX.

L'ulcère étant soigneusement lavé et nettoyé avec du vin aromatique, ou mieux avec de l'eau-de-vie camphrée, emplir le vide formé par la plaie avec du sous-nitrate de bismuth finement pulvérisé. Pour maintenir en place cette poudre, la recouvrir d'une compresse légèrement cératée, appliquer au-dessus un gâteau de charpie ou d'ouate, et enfin rouler sur le tout une bande de caoutchouc ou de toile de manière à obtenir une compression modérée. Ce pansement n'est visité que tous les quatre ou cinq jours, et on se borne alors à remplacer le sous-nitrate de bismuth qui n'adhère pas à la plaie et qui se détache quand on enlève la compresse cératée, à réappliquer et à serrer la bande. Quand la cicatrisation commence à se faire et que la suppuration diminue, un pansement tous les huit jours suffit.

URTICAIRE.

PILULES CONTRE CERTAINES FORMES IDIOPATHIQUES D'URTICAIRE DANS LESQUELLES LES MÉDICATIONS LES PLUS VARIÉES N'ONT PRODUIT AUCUN RÉSULTAT (Schwimmer).

Sulfate d'atropine............	1 centigr.
Glycérine....................	2 gramm.
Eau distillée.................	2 —

Poudre de gomme adragante.. q. s.
10 pilules. 2 par jour, 1 matin et soir.

BAIN CONTRE L'URTICAIRE (Bulkleg).

Le Dr Bulkley ajoute à l'eau des bains ce mélange :

Carbonate de potasse..	90	grammes.
Carbonate de soude...	60	—
Borate de soude.......	30	—
Amidon..........	100 à 200	—

Après le bain, on frictionne doucement la peau avec du glycérolé d'amidon, contenant pour 30 grammes, de 30 centigr. à 60 centigr. d'acide phénique.

TRAITEMENT DE L'URTICAIRE CHRONIQUE (E. Labbée).

D'après M. E. Labbée, il faut recourir à l'usage de l'arséniate de soude à haute dose, 5 milligr. à 1 centigr. par jour, et aux lotions de sublimé suivant la formule suivante :

Sublimé corrosif.....	1 gramme.
Eau distillée.........	100 —
Alcool................	q. s.

Les malades adultes mettent une cuillerée à café de cette solution dans un demi-verre d'eau fraîche et pratiquent avec ce liquide des lotions sur les parties atteintes, quand surviennent les démangeaisons. Après quinze jours de traitement la maladie est à peu près éteinte.

Ou bien, on fait prendre aux malades une cuillerée à café, à chaque repas, de la solution suivante :

Arséniate de soude......	5 centigr.
Eau distillée.......	100 à 150 grammes.

En outre, on donne des boissons alcalines, des bains alcalins, des bains prolongés suivant la méthode que préconisait Hébra (de Vienne) c'est-à-dire durant une journée entière et on fait répandre sur les régions malades un mélange d'oxyde de zinc et d'amidon.

POMMADE CONTRE LES ROUGEURS OU EXCORIATIONS DE LA MUQUEUSE DANS LE VAGINISME (Gallard).

Poudre d'iodoforme....	2	grammes
Beurre de cacao........	2	—
Axonge récente........	15	—

S'il n'y a que de la douleur sans aucune altération apparente de la muqueuse l'auteur prescrit :

Extrait de belladone....	2	grammes.
Axonge récente........	15	—

VAGINITE.

INJECTION CONTRE LA VAGINITE.

Permanganate de potasse...	15	centigram.
Eau distillée...............	500	grammes.

Faites dissoudre. Pour injections dans la vaginite aiguë. Faites en sorte d'injecter 200 à 300 grammes de liquide, et de le maintenir quelques temps en contact avec la muqueuse enflammée ; grands bains. — Pour la vaginite chronique. on élève la dose de permanganate à 20 centigrammes pour 500 grammes d'eau. le Dr Bourgeois préconise le même remède contre la métrite du col utérin, qui accompagne presque toujours la vaginite.

VARIOLE.

TRAITEMENT DE LA VARIOLE.

(Weidenbaum.)

M. Weidenbaum, dans le but, soit d'arrêter le processus variolique, soit de le faire avorter et d'empècher la fièvre de suppuration conseille des frictions générales avec :

Onguent napolitain..........	7 grammes.
Savon de potasse (savon vert)	15 —
Glycérine..................	30 —

L'onguent hydrargyrique, agit comme antiphlogistique, le savon alcalin ramollit l'épiderme et la glycérine augmente le courant exosmotique. L'expérience a confirmé les prévisions et a donné des résultats favorables.

TRAITEMENT ABORTIF DE LA VARIOLE (Bouyer),

Dès les premiers jours de l'éruption, le

Dr Bouyer administre la potion suivante :

Acide salicylique..	1 gramme.
Alcool............	9 —
Sirop simple......	15 à 20 gr.
Eau commune......	66 grammes.

On répète l'emploi de cette potion jusqu'à

15.

ce qu'on voit les pustules s'affaisser; ce qui arrive, d'après l'auteur, au bout de sept à huit jours.

L'acide salicylique, d'après M. Bouyer, agit de trois façons : 1° comme modérateur de l'éruption; 2° comme antifébrile; 3° comme sédatif du système nerveux.

VOMISSEMENTS.

LAVEMENT CONTRE LES VOMISSEMENTS DE LA GROSSESSE. (Busey).

Bromure de potassium....	1 gr. 80 à 4 gr.
Thé de bœuf.............	150 grammes.

Faites dissoudre. On y ajoute à volonté, et selon l'état général de la malade, de l'eau-de-vie et du laudanum.

On administre ce lavement toutes les quatre heures, jusqu'à ce que toutes les nausées et les vomissements aient cessé, et jusqu'à ce que l'estomac soit capable de supporter quelques aliments.

TRAITEMENT DES VOMISSEMENTS FÉCALOIDES (Desnos).

1	Huile de ricin...........	30 grammes.
	Gomme arabique.......	8 —
	Eau de laurier-cerise....	4 —

A prendre en trois fois à vingt minutes d'intervalle.

2° Potion de Rivière. Une cuillerée à bouche toutes les heures.

3° Sucer de la glace en petits morceaux.

POTION GAZEUSE CONTRE LES NAUSÉES ET LES VOMISSEMENTS DANS LES AFFECTIONS UTÉRINES (Chéron).

1	Bicarbonnate de potasse..	2	grammes.
	Eau commune............	60	—
	Bromure de potassium...	2	—
2	Acide citrique...........	4	—
	Eau commune...........	120	—
	Sirop de sucre...........	40	—

Verser dans un verre une cuilletée à café du numéro 1 et une cuillerée à bouche du numéro 2, agiter et boire aussitôt. Prendre cette même dose toutes les 1/2 heures ou toutes les heures. — Les numéro 1 et 2 représentent la quantité du maximum à employer chaque jour.

M. Chéron a reconnu que la combinaison de la potion gazeuse et du bromure de potassium donne des résultats bien supérieurs à ceux qu'on pourrait obtenir de l'emploi isolé de ces deux médicaments.

VOMITIFS RECOMMANDÉS DANS LA THÉRAPEUTIQUE INFANTILE (Jules Simon).

M. Jules Simon fractionne et échelonne toujours les doses dans la thérapeutique infantile.

Les vomitifs qu'il emploie de préférence sont les vomitifs végétaux : *ipécacuanha*, *narcisse des prés* et *polygala*.

La dose de poudre d'ipéca nécessaire est de 20 centigrammes pour un enfant nouveau-né. 30 jusqu'à un an, 50 à partir de 1 an, et 1 gr. à partir de 2 ans. Habituellement on donne cette quantité de poudre dans 30 grammes de sirop d'ipéca, que l'on fait prendre par cuillerées à café de dix en dix minutes jusqu'à effet vomitif.

On peut rendre cette mixture plus agréable au goût et à l'odorat en la modifiant ainsi :

Poudre d'ipéca.......	30 centig. à 1 gr.
Sirop de violettes.....	30 grammes.
Looch blanc du Codex.	120 —

Les fleurs du *narcisse des prés*, soumises à infusion, possèdent une propriété vomitive qui peut être utilisée dans les cas où les enfants se refusent à prendre l'ipécacuanha.

Le *polygala* se donne en tisane dans les

bronchites quinteuses, où il est nécessaire d'avoir recours à des contre-stimulants.

Le *tartre stibié* doit être employé avec la plus grande circonspection lorsque l'ipéca ne suffit pas à produire les vomissements, et il faut le suspendre dès que l'effet est obtenu.

Pour les enfants de moins de 2 ans, M. J. Simon recommande la formule suivante :

Émétique...............	25 milligr.
Eau de tilleul..........	100 grammes.

A prendre tiède en quatre ou cinq fois de dix en dix minutes.

A partir de 2 ans, il porte la dose à 5 centigrammes.

Il faut bien éviter de donner ce médicament dans les affections profondes inflammatoires du poumon, alors que l'émétique pourrait augmenter la prostration déjà trop grande.

Le sulfate de cuivre s'emploie quelquefois en potion à la dose de 10 centigrammes.

TRAITEMENT DES VOMISSEMENTS INCOERCIBLES (Vidal).

M. Vidal emploie souvent dans les vomissements de la grossesse ou les vomissements nerveux, un moyen qui peut rendre de grands services et qui est d'une application facile, ce sont les lavements de chloral. Chaque lavement se compose d'un verre d'infusion de feuilles d'oranger, contenant un gramme de chloral; on doit en donner deux par jour, en ayant soin de les administrer une demi-heure après le repas.

ZONA.

TRAITEMENT DU ZONA (Landowski).

Traitement général : Eau de Pullna, un verre chaque matin, pendant six jours. Boissons amères.

Traitement local : Recouvrir les vésicules avec :

Collodion élastique....	100	grammes.
Iodoforme.............	2	—

Ne point percer les vésicules.

TABLE DES MATIÈRES

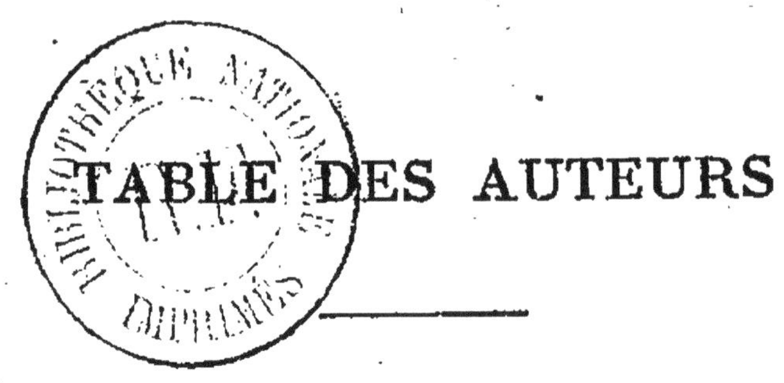

TABLE DES AUTEURS

A

B

C.

D.

F.

G.

H.

I.

J.

K.

L.

M.

N.

O.

P.

R.

S.

T.

U.

V.

Y.

W

Paris. — Typ. A. PARENT, rue Monsieur-le-Prince, 31.
A. DAVY, successeur.

www.ingramcontent.com/pod-product-compliance
Ingram Content Group UK Ltd.
Pitfield, Milton Keynes, MK11 3LW, UK
UKHW012159240726
13966UKWH00002B/447